A. S. Wolf und H. P. G. Schneider (Hrsg.)

# Östrogene in Diagnostik und Therapie

Mit 26 Abbildungen und 30 Tabellen

Springer-Verlag Berlin Heidelberg New York
London Paris Tokyo Hong Kong

Prof. Dr. A. S. Wolf
Kreiskrankenhaus Böblingen
Bunsenstr. 120
7030 Böblingen

Prof. Dr. H. P. G. Schneider
Frauenklinik der Westfälischen Wilhelms-Universität
Albert-Schweitzer-Straße 33
4400 Münster

**ISBN-13: 978-3-540-51745-0** **e-ISBN-13: 978-3-642-75101-1**
**DOI: 10.1007/978-3-642-75101-1**

CIP-Titelaufnahme der Deutschen Bibliothek
Östrogene in Diagnostik und Therapie / A. S. Wolf ; H. P. G. Schneider (Hrsg.).
[Mitarb.-Verz. Breckwoldt, M. ...]. –
Berlin ; Heidelberg ; New York ; London ; Paris ; Tokyo ; Hong Kong : Springer, 1990

NE: Wolf, Alfred S. [Hrsg.]
WG: 33 DBN 90.001316.8 89.11.15
9758 bs



Gesamtherstellung: K. Triltsch GmbH, Würzburg
2121/3335-54321 – Gedruckt auf säurefreiem Papier

# Inhaltsverzeichnis

# Mitarbeiterverzeichnis

Breckwoldt, M.
Endokrinologische Abteilung, Universitäts-Frauenklinik,
Hugstetterstraße 55, D-7800 Freiburg im Breisgau

Göretzlehner, G.
Ernst-Moritz-Arndt-Universitätsklinik und Poliklinik für Gynäkologie und Geburtshilfe, Wollweberstraße, DDR-2200 Greifswald

Klopper, A.
University of Aberdeen, Department of Obstetrics and Gynecology,
Clinical Research Unit, Maternity Hospital, Forester Hill,
Aberdeen AB9 2ZB, Great Britain

Kuhl, H.
Abteilung für Gynäkologische Endokrinologie, Universitäts-Frauenklinik,
Theodor-Stern-Kai 7, 6000 Frankfurt/Main

Lehmann, W.
Klinikum der Stadt Ludwigshafen am Rhein, Frauenklinik,
6700 Ludwigshafen am Rhein

Mall-Haefeli, M.
Marktgasse 4, CH-4051 Basel, Schweiz

Neulen, J.
Endokrinologische Abteilung, Universitäts-Frauenklinik,
Hugstetterstraße 55, D-7800 Freiburg im Breisgau

Schindler, A. E.
Abteilung für Gynäkologie, Gynäkologische Onkologie,
Zentrum für Frauenheilkunde, Universitäts-Klinikum Essen,
Hufelandstraße 55, 4300 Essen 1

Schneider, H. P. G.
Frauenklinik der Westfälischen Wilhelms-Universität Münster, Albert-Schweitzer-Straße 33, 4400 Münster

Strecker, J. R.
Humboldt-Krankenhaus, Am Nordgraben 2, 1000 Berlin 27

Tscherne, G.
Geburtshilflich-Gynäkologische Universitätsklinik Graz, Auenbruggerplatz 14, A-8036 Graz, Österreich

Zahradnik, H. P.
Endokrinologische Abteilung, Universitäts-Frauenklinik, Hugstetterstraße 55, D-7800 Freiburg im Breisgau

Ziegler, R.
Medizinische Klinik, Abteilung für Innere Medizin I, Bergheimer Straße 58, 6900 Heidelberg 1

# Laudatio

Am 6. Dezember 1988 feierte Prof. Dr. Christian Lauritzen seinen 65. Geburtstag. Aus diesem Anlaß versammelten sich seine Mitarbeiter, akademischen Schüler, das Kollegium der Universität und zahlreiche Ehrengäste, um in einem internationalen Symposium sein lebensbestimmendes Thema „Östrogene in Diagnostik und Therapie: Ein aktueller Überblick" akademisch zu diskutieren. Die festliche Gesellschaft ehrte somit den Kliniker, Forscher und Menschen Christian Lauritzen.

Der gebürtige Kieler war 1968 in der Gründungszeit der Universität auf den Lehrstuhl II des damaligen Department für Frauenheilkunde und Geburtshilfe berufen worden. Mit seiner internationalen Reputation als Endokrinologe war Lauritzen einer der wichtigen Köpfe des interdisziplinären Bereichs Endokrinologie, welcher als Forschungsschwerpunkt der Universität lange Jahre in einem Sonderforschungsbereich von der DFG (SFB 87) intensiv gefördert wurde. In unermüdlicher Fortbildungstätigkeit durch Vorträge und Diskussionen hat er die Kenntnisse über schwer verständliche endokrine Vorgänge der hormonellen Regelkreise, der endokrinen Diagnostik und der Behandlung mit Hormonen nicht nur unter Ärzten, sondern auch bei Laien erheblich erweitert und die weitverbreiteten Vorurteile gegenüber der Hormontherapie abgeschwächt. Sein Innovationsgeist, sein immenses Wissen und profunde Kenntnisse der Medizin-Literatur, sein Ideenreichtum und Verantwortungsbewußtsein, aber auch die Liberalität gegenüber seinen Mitarbeitern war der Nährboden für interessante international anerkannte Forschungsergebnisse in Diagnostik und Therapie innerhalb des Fachgebietes Endokrinologie.

Obgleich mit zahlreichen anderen Interessen ausgestattet, studierte Lauritzen Medizin an den Universitäten Berlin und Kiel, wo er auch das Staatsexamen ablegte und über ein orthopädisches Thema promovierte. Seit seiner Assistentenzeit an der Frauenklinik der Universität Kiel im Jahr 1954 beschäftigte sich Lauritzen neben der klinischen Ausbildung wissenschaftlich mit endokrinologischen Themen. In einer zweijährigen Tätigkeit bei Prof. Diczfalusy am Karolinska-Institutet Stockholm entstand 1061 die damals richtungsweisende Monographie „Östrogene beim Menschen". Die grundlegenden Forschungsarbeiten über Östrogene während dieser Zeit waren die Basis für die Habilitation und die weitere wissenschaftliche Tätigkeit. Bis 1967 entwikkelte Lauritzen verschiedene Methoden zur biochemischen Kontrolle der Schwangerschaft mittels Östriol sowie einen biologischen Test zur Überprüfung der endokrinen Reservekapazität der Plazenta, insbesondere bei der gefährdeten Schwangerschaft mit dem Dehydroepiandrosteron-Belastungstest, kurz DHAS-Test genannt.

1968 folgte, ein Jahr nach seiner Ernennung zum außerplanmäßigen Professor und wissenschaftlichen Rat, die Berufung auf den Lehrstuhl II für Gynäkologie und Geburtshilfe in Ulm. Seine offiziellen Missionen und Ämter reichen vom Dekan der medizinischen Fakultät, Vorsitzender der Unterrichtskommission (1979–1981) und Prorektor der Universität (1982/83) zum Präsident der FIGIJ (Federation Internationale de Gynecologie Infantile et Juvenile seit 1986), Vorsitzender der Arbeitsgemeinschaft für Kinder- und Jugend-Gynäkologie (1985/86), Vorsitzender der Menopausegesellschaft (seit 1986) und erneut Prorektor (seit 1987).

Seine mehr als 600 Original- und Übersichtsarbeiten spiegeln die gesamte Breite der Reproduktionsmedizin wieder, darunter grundlegende Arbeiten über die endokrine Überwachung der Risikoschwangerschaft (insbesodnere dem DHAS-Test), die Östrogenbehandlung im Klimakterium und in der Postmenopause und Kinder- und Jugend-Gynäkologie. Auf diesem Sektor verfügt Lauritzen über das profundeste Literaturwissen und die kompetentesten Informationen, was er in mehr als 250 Fortbildungsveranstaltungen lokal und überregional, aber auch als kompetenter Ratgeber in der Arzneimittelkommission und als Beirat für Steroidtoxikologie eingebracht hat. Unter seiner Federführung wurden zahlreiche wichtige Empfehlungen und Rahmenbedingungen für eine Hormontherapie formuliert.

Während der Ulmer Zeit entstanden auch zahlreiche Monographien, die sich im wesentlichen mit der Östrogentherapie in Therapie und Praxis beschäftigen.

Innerhalb der Frauenklinik verstand es Lauritzen, sowohl eigene Ideen zu verwirklichen, aber auch interne Entwicklungen und Ideen seiner Mitarbeiter zuzulassen, zu fördern und in zahlreichen Diskussionen zu beleben. Durch seine nordisch-liberale Leitung und Führung der Klinik entstand eine attraktive leistungsfähige Frauenklinik mit zahlreichen Schwerpunkten. So kam das erste „Retorten-Baby" des Landes Baden-Württemberg aus Ulm, eine Untersuchungsstelle für Kinder- und Jugendgynäkologie wurde eingerichtet, endoskopische Operationsmethoden mit Einführung neuer Laser-Methoden wurden auf einen vergleichsweise führenden Stand in der BRD entwickelt, ganz abgesehen von den großen Ambulanzen für Sterilität und Endokrinologie.

Insbesondere die immense und unermüdliche Fortbildungstätigkeit in Form von Vorträgen, Fachärztetagungen und Mitarbeit in zahlreichen Gesellschaften waren die Quelle verschiedenster Ehrungen, so u.a. die „Andreas-Vesalius-Medaille" für Verdienste um die ärztliche Fortbildung in Regensburg, die Ehrenmitgliedschaft der Chilenischen und Argentinischen Gesellschaft für Gynäkologie und Geburtshilfe, das Summa Diploma Federationis FIGIJ und die Medaille der Universität Lublin, Polen.

In seiner Tätigkeit und Funktion als Hochschullehrer und auch Hochschulpolitiker gilt Lauritzen als konservativer, aber innovativer Vordenker mit einem Sinn für das Leistungsprinzip verbunden mit dem Schutz für Schwächere. Als ausgleichender, stets auf einvernehmliche Lösung bedachter Gesprächspartner war er in der von Konfrontation geprägten Universitätspolitik ein wichtiger Vermittler. Die Ausgeglichenheit ruht im Kern des Menschen, der tiefe Kenntnisse über die deutsche Literatur bis hinein in die Klassik hat und auch seine musischen Seiten pflegt. Als Literat pflegt er einen hohen Grad geistiger Kultur, was sich in einer immensen Sammlung von Monographien, Autographien und Erstschriften zeigt, deren Inhalt er sämtlich kennt und deren tiefen Sinn er beschreiben und vorzüglich interpretieren kann, Grundlage für ein humanistisches Menschenbild. Dank seiner gesunden Physis wird er der Frauenheilkunde noch viele weitere Jahre erhalten bleiben.

*A. Wolf*
*H. P. G. Schneider*

*Oktober 1989*

# Gebrauch und Nutzen von Östrogenbestimmungen

# Die Wertigkeit von Östrogenbestimmungen in der Schwangerschaft: ein kritischer Überblick

A. Klopper

Das vorgegebene Thema sollte die Bedeutung des Östrogene abhandeln, also auch Östradiol oder Östriol. Tatsache aber ist, daß alle Schwangerschaftstests mit Östriolbestimmungen meiner Erfahrung nach lügen. Diese ungeniert geäußerte persönliche Meinung hat mit meiner wissenschaftlichen Geschichte zu tun. Ich beschränke mich auf meine letzten wissenschaftlichen Arbeiten über Östriol, so als wäre es der einzige Metabolit gewesen, um den es hier ginge.

Die Geschichte und Entwicklung der Östriolbestimmungen im Rahmen der Mutterschaftsvorsorge wird von methodischen Problemen dominiert. Seit der erstmaligen Reindarstellung von Östriol im Harn durch Marrian im Jahre 1930 galt als erklärtes Ziel, diesen Metaboliten im Urin zu quantifizieren. Selbstverständlich wußte man auch, daß er im Blut vorkommt, aber in jenen Tagen war die Möglichkeit für Blutsteroidbestimmmungen weiter entfernt als der Mond. Die Messung von wenigen Mikrogramm Östriol im Urin erschien somit als wissenschaftliche Großtat, und Edinburgh tanzte auf den Straßen, als Brown dies 1955 gelang. Heute sind Östriolmessungen im Speichel im Picogrammbereich, Konzentrationen, die millionenmal kleiner sind, selbstverständlich. Ich will hier nicht alle Pioniere der Östriolforschung aufzählen, aber doch an die Namen einiger Forscher erinnern, auf deren Arbeit wir aufbauen konnten: Die Östrogenfarbreaktion von Kober (1931) machte Browns Arbeiten erst möglich, und Ittrich (1958) erleichterte durch eine Modifikation von Kobers Farbreaktion die Östriolbestimmungen auch für ein nicht spezialisiertes geburtshilfliches Labor.

Die Bestimmungsmethoden verfeinerten sich, und wir setzten uns neue wissenschaftliche Ziele. Als in den späten 50er Jahren wahre Ströme von Urin durch die geburtshilflichen Labors flossen, träumten wir von Methoden, die empfindlich genug wären, um Östriol in 4–5 ml Blut zu bestimmen. Der Radioimmunoassay (RIA) machte dies schließlich möglich, doch wir waren dennoch keinen Schritt weitergekommen. Denn was wir an Bequemlichkeit und Geschwindigkeit gewonnen hatten, verloren wir an Verständnis: Denn es hatte sich eines jener Mißverständnisse eingeschlichen, das den Fortschritten der Östriolenthusiasten so oft folgte. Wir nahmen nämlich ohne ausreichende Hinweise an, daß Serumöstriolbestimmungen lediglich eine verfeinerte Version von Urinbestimmungen darstellten. Sie sind aber nichts dergleichen, sie haben eine völlig unterschiedliche Grundlage. Ein 24-h-Ausscheidungsprofil summiert den gesamten Vorgang über 24 h, während eine Serumbestimmung eine Konzentrationsangabe nur eines Moments darstellt, nämlich des Moments der Blutentnahme. Darüber hinaus besteht ein wechselhaftes, empfindliches Gleichgewicht zwischen Ana- und Katabolismus der Hormone sowie Steroidbewegungen von einem zum anderen Körperteil. Die ganze Zeit bemühten wir uns, die Stelle zu finden, wo in der fetoplazentaren Einheit Östriol gebildet wird. Als es dann offenkundig wurde, daß das im Blut gemessene proteingebundene Steroid mindestens einen Schritt vom eigentlich biologisch aktiven Metaboliten entfernt war, ergab sich zwangsläufig ein neues Ziel, nämlich das genuine, unkonjugierte und ungebundene Molekül zu messen. Doch dies verwandelte sich in eine weitere Chimäre. Denn als wir dann das freie Östriol im Speichel bestimmen konnten, zeigte sich bald, daß dies einen konstanten Anteil des totalen gebundenen Steroids im Serum darstellte und im Gleichklang mit ihm zu- und abnahm. Die Speichelöstriolbestimmung brachte nichts, was die Plasmaöstriolbestimmung nicht auch brachte, mit Ausnahme der Genugtuung, die hundertfach geringere Konzentration messen zu können.

Als ich dann schließlich weder in der Literatur noch bei mir selbst neue Ideen zur klinischen Anwendung von Östriolbestimmungen in der Schwangerschaft fand, hörte ich auf, darüber zu reden und nachzudenken.

Der Auftrag für diesen Beitrag kam somit etwas überraschend für mich und führte mich zunächst auf eine neue Literaturrecherche. Die Ausbeute war gering, aber sie ergab so etwas wie einen Panoramablick über ein Lebenswerk, das wie z.B. mein eigenes, dem Studium der Plazentafunktion gewidmet war. Allein durch Zählen der jährlichen Publikationen über Östriol in der Weltliteratur zeichnete sich schon ein Bild des Auf und Ab der Östriolbestimmung in der Schwangerschaft ab. Abbildung 1 zeigt die gesamten jährlichen Publikatio-

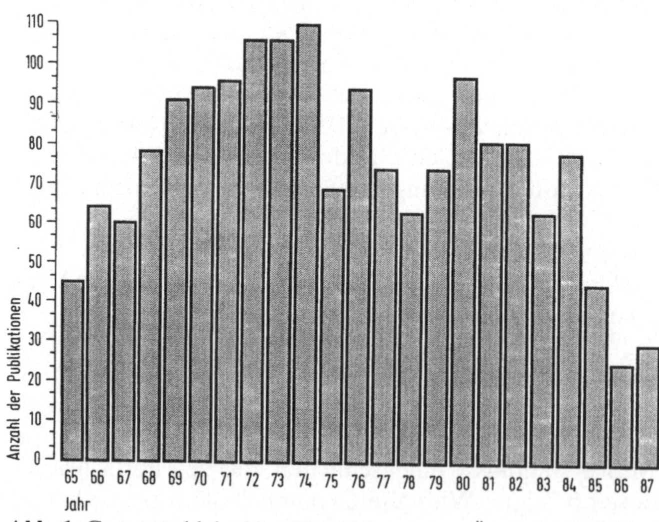


**Abb. 1.** Gesamtzahl der Veröffentlichungen zu Östriol von 1965–1987 nach der „Bibliography of Reproduction“

nen über Östriol, so wie sie in der „Bibliography of Reproduction" aufgelistet sind. Zugegebenermaßen beinhalten diese Gesamtzahlen auch Artikel über andere Aspekte als nur die einfache Östriolbestimmung zur Überwachung der Schwangerschaft, aber Schwangerschaftsstudien machen bis zu 90% der gesamten Publikationen aus. Man kann also sehen, daß die Zahl der Veröffentlichungen von 1965 bis gegen Ende der 70er Jahre rasch anwuchs, und nun seit etwa einer Dekade konstant abfällt. Dieses Anwachsen und Abnehmen ist primär ein Ausdruck des anfänglichen Enthusiasmus und der anschließenden Enttäuschung bei den Klinikern, welche sich mit Östriolbestimmungen als Zustandsdiagnostik des fetalen Befindens beschäftigten.

Man hatte zunächst groß auf Östriolbestimmungen gebaut, so daß heutzutage solche Bestimmungen wie eine Droge am Markt gehandelt werden, entweder als Anzeichen der klinischen Sorgfalt oder der wissenschaftlichen Aktivität. Vielleicht spiegelt der Abfall in der Zahl der Publikationen nicht so sehr das abflauende Interesse, sondern eher die Schwierigkeit wider, endlich einen negativen Schlußpunkt zu setzen.

Eines der größten Imperien auf der Basis von Östriolbestimmungen baute N. Beischer in Melbourne auf. Auf seinem Höhepunkt wurden am Maternity Hospital, dessen Leiter er ist, mehr als 4000 Östriolbestimmungen jährlich durchgeführt; heute sind es nicht viel weniger. Zugegebenermaßen hat auch er über die vielen Jahre seine Grundlagen verändert. Zuerst betrachtete er die Östriolbestimmungen ähnlich wie wir anderen als tägliche Kontrollmöglichkeit für kranke Schwangere. Heute benutzt er sie mehr als eine Screeningmethode, um Risikogruppen abzugrenzen (Beischer et al. 1987). Bevor ich auf Östrogenbestimmungen als Screeningmethode zurückkomme, möchte ich auf meine eigenen Sünden eingehen, anstatt mich mit den Fehlern anderer aufzuhalten. Dazu möchte ich einige der Wege beleuchten, die wir vor kaum einer Dekade mit großen Hoffnungen beschritten haben. Jetzt im Nachhinein weiß ich, daß sie alle in Sackgassen mündeten; als ich jedoch 1981 an der Universität in Tennessee sprach, schienen sie mir noch wie breite Autobahnen zum Verständnis und zur Kontrolle der Fortpflanzungsprozesse hinzuführen (Klopper 1981).

Schon damals war uns klar, daß Östriolbestimmungen niemals ein Index für alle Krankheiten des ungeborenen Kindes sein können. Zum Beispiel vermindert eine schwere Rhesusinkompatibilität die Ausscheidung von Östriol im Urin nicht. Doch diese Einschränkungen dämpften unsere großen Hoffnungen nicht, daß Östriolbestimmungen unsere klinisch- geburtshilflichen Entscheidungen bei anderen Erkrankungen während der Schwangerschaft sicher leiten könnten. Ich selbst zeigte damals, daß die Östriolausscheidung bei EPH-Gestose in Abhängigkeit vom Schweregrad der Erkrankung vermindert ist. Anscheinend war es niemandem aufgefallen, daß fast die gleiche Information durch den Gebrauch eines Druckmessers schneller und entschieden billiger zu bekommen war. So verfolgten wir mit steigendem Enthusiasmus diejenigen geburtshilflichen Erkrankungen, bei denen Östriolbestimmungen am vielversprechendsten erschienen. Dieser Prozeß erreichte seinen Höhepunkt, als Uwe Goebelsmann ähnlich wie Christian Lauritzen (ebenfalls ein Schüler von

Egon Diczfalusy), 1966 mit beruhigender Gewißheit erklärte, daß die Östriolbestimmungen der Test erster Wahl für die Befindlichkeit des Fetus bei Diabetes in der Schwangerschaft sei.

An unseren Ergebnissen war nichts falsch – sie können auch 20 Jahre später noch reproduziert werden – aber die Schlüsse, die wir daraus zogen, waren zu optimistisch. Wir wollten einen Leitfaden für klinische Entscheidungen und waren überzeugt, ihn im Östriol gefunden zu haben. Es dämmerte uns nur allmählich, daß die Östriolproduktion nur den Schlußpunkt einer Kette von Vorgängen darstellte, die an verschiedenen Orten des Metabolismus begonnen haben kann. Östriol war somit ein verschwommener Widerschein des Allgemeinzustandes der fetoplazentaren Einheit und nicht ein heller Spiegel einzelner krankhafter Prozesse. Steigende Östriolwerte während der normalen Schwangerschaft resultieren aus dem Wachstum der Leibesfrucht. Ist dieses Wachstum verzögert durch EPH-Gestose, Mangelernährung, Rauchen, reproduktive Erschöpfung, genetische Aberrationen oder einen der unzähligen anderen Einflüsse, die für das fetale Wachstum von Bedeutung sind, ist die Östriolproduktion vermindert. Man steht also vor dem Rauch des Feuers, nicht vor dem Feuer selbst.

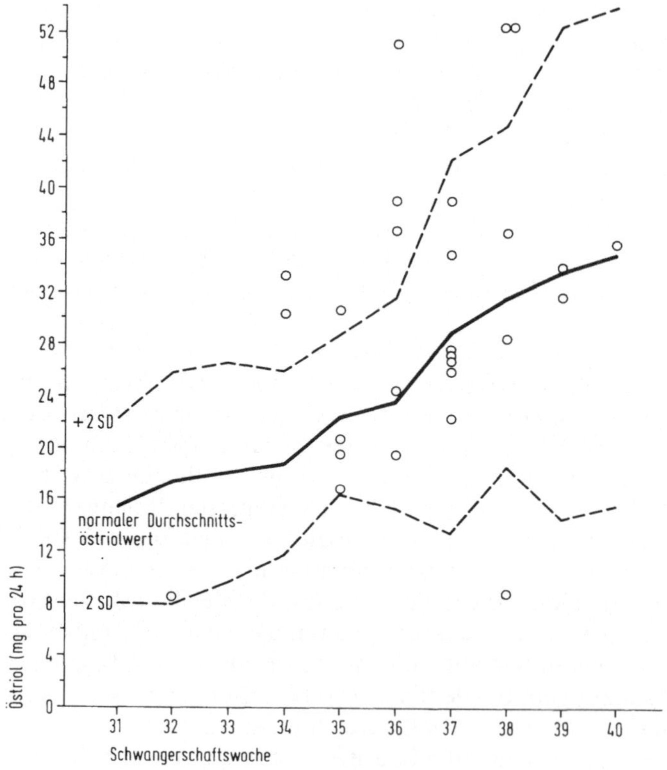


**Abb. 2.** Östriolausscheidung im Urin bei schwerer Rhesusinkompatibilität (7)

Als uns dies klar wurde, wandten wir uns dem Offensichtlichen zu. Wenn also die Östriolbestimmung nur ein schlechtes Mittel darstellte, den Fortschritt spezifischer Erkrankungen während der Schwangerschaft zu überwachen, so könnte sie vielleicht genutzt werden, um Hochrisikogruppen innerhalb einer Population von Schwangeren abzugrenzen und sie besonders aufmerksam zu betreuen. Der Enthusiasmus für solche Screeningtechniken hält in einigen Bereichen der Welt unvermindert an, aber er ignoriert viel von dem, was eine gewöhnliche Mutterschaftsvorsorge erreichen kann. Man kann etwa die gleiche Risikogruppe auch durch Prüfung der geburtshilflichen Vorgeschichte, Messung des Blutdrucks, regelmäßige Gewichtskontrollen identifizieren.

Die Prinzipien, anhand derer Sensitivität, Spezifität und Aussagewert eines Screeningtests gemessen werden sollten, sind klar umrissen (Chard und Klopper, 1982), doch sie wurden von all denen eifrig vernachlässigt, die den Östriolassay als Screeningtest einführen wollten. Zum größten Teil wurden die Screeningstudien eben nicht in einer geburtshilflichen Gesamtpopulation durchgeführt, sondern nur bei selektierten Gruppen angewendet, bei denen Risikofaktoren bereits durch die einschlägige perinatale Vorgeschichte, hohen Blutdruck oder ähnliches vorgezeichnet waren. Unter diesen Umständen kann

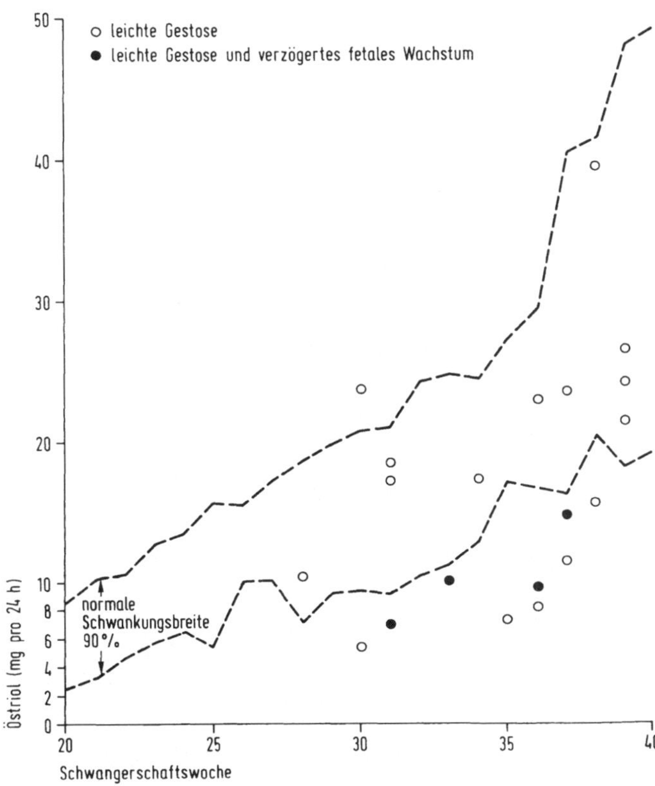


**Abb. 3.** Östriolausscheidung im Urin bei leichter Präeklampsie (7)

eine günstige Leistungsbilanz der Östriolbestimmung als Screeningtest anhand der Kriterien Spezifität, Sensitivität und relatives Risiko mit Sicherheit erwartet werden.

Ein weiterer tief verwurzelter Glaube verdient eine nähere Untersuchung: Zwei Enzyme, nämlich 16-Hyxdroxylase und Sulphuryltransferase, beide wesentlich für die Biogenese von Östriol, sind in der fetalen Nebennierenrinde und fetalen Leber, jedoch nicht in der Plazenta nachweisbar. Nur wurde vermutet, daß Östriol als einziges unter den fetoplazentaren Steroiden ein rein fetales Element sei. Wenn demnach eine gefährdete Schwangerschaft primär vom Fetus ausginge, würde eine Östriolbestimmung diesen Zustand besser beschreiben als z.B. andere, rein plazentare Produkte, wie das HPL (humanes plazentares Laktogen). Neuerliche Untersuchungen lassen jedoch vermuten, daß die plazentare Konversion der fetalen Präkursoren (und nicht der Spiegel der Präkursoren selbst) die Konzentration des Östriols im mütterlichen Plasma bestimmt (Perry et al. 1986). Die theoretische Basis, aufgrund derer Östriol als Sonderfall unter den Hormonbestimmungen zur Beschreibung des fetalen Zustandes betrachtet wird, ist falsch.

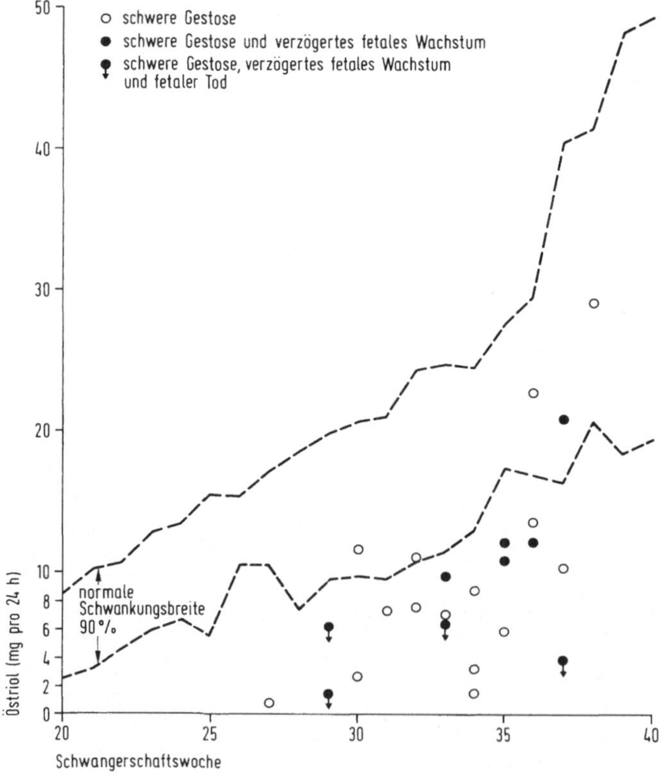


**Abb. 4.** Östriolausscheidung im Urin bei schwerer Präeklampsie mit Albuminurie (7)

Was sollte nun getan werden? Nur wenig scheint vielversprechend. Auch wenn man esoterische Östrogene wie Östetrol bestimmt, ist kaum ein dramatischer Fortschritt zu erwarten, noch ist aus methodischen Verfeinerungen viel zu hoffen. Eine Untersuchungsrichtung, begonnen durch Christian Lauritzen (1967), wurde allerdings nicht vollständig bearbeitet und erforscht. Es wurde bereits vorher festgehalten, daß der limitierende Schritt bei der Bestimmung der Östriolspiegel die Umwandlung des fetalen Präkursors DHAS durch die Plazenta ist. Wenn dieses Dehydroepiandrosteronsulfat in den mütterlichen Kreislauf injiziert wird, wandelt die Plazenta es in Östradiol (und Östron) um, welches sich an einem rasch ansteigenden Östradiolspiegel im mütterlichen Plasma zeigt. Vermutlich wird das 16-OH-DHAS in ähnlicher Weise in Östriol umgewandelt. Diese dynamischen Tests der Plazentafunktion sind ein neuer Ansatzpunkt. Die Belastung der Plazenta mit einer bestimmten Substratmenge könnte uns mehr sagen als direkte Messungen der endogenen Biosynthese des Endprodukts. Sollte mein alter Freund Christian Lauritzen eine Beschäftigung für die nächsten Jahre suchen, könnte er schlechteres tun, als sich dieser früheren Vorstellung aufs neue zuzuwenden.

Wir haben vielleicht zu leichtfertig angenommen, daß die Östriolspiegel in der Schwangerschaft signifikante Bedeutung hätten. Dies ist nur dann der Fall, wenn Östriol eine biologische Funktion hat. Doch die unglücklichste Seite unserer Kenntnisse über die biologische Funktion der Östrogene in der Schwangerschaft ist, daß wir dem Östriol keine von den anderen Östrogenen unterscheidbare biologische Funktion zuordnen können. Vielleicht suchen wir die Östriolfunktion am falschen Platz. Die Konzentration des Östriols ist nämlich im fetalen Kreislauf sehr viel höher als im maternalen Blut. Vielleicht bewirkt Östriol im Fetus etwas, was kein anderes Molekül verrichten kann. Vielleicht ist es für die Mutter einfach nur metabolischer Abfall, das wäre ein geeigneter Weg, Östrogene einfach loszuwerden. Sollten alle Stricke reißen, wäre das stärkste Argument für eine Östriolfunktion allein in der Tatsache zu suchen, daß die fetoplazentare Einheit große Mengen dieses Einzelöstrogens durch einen Stoffwechselweg produziert, der die anderen Östrogene nicht beteiligt. Dieses Argument ist teleologisch, aber berechtigt. Bis wir jedoch sagen können, ob Östriol eine Funktion hat und welche diese sei, wissen wir zu wenig über Wertigkeit und Bedeutung von Östriolbestimmungen in der Schwangerschaft.

## Literatur

Marrian GF (1930) The chemistry of oestrin. Biochem J 24:1021

Brown JB (1955) A chemical method for the measurement of oestriol, oestrone and oestradiol in human urine. Biochem J 60:185

Kober S (1931) Eine kolorimetrische Bestimmung des Burnshormons (Menformon). Biochem Z 239:209

Ittrich G (1958) Eine neue Methode zur chemischen Bestimmung des Oestrogen-Hormons im Harn. Z Physiol Chem 312:1

Beischer NA, Parkinson P, Walstab J (1987) A reappraisal of urinary oestriol excretion as a screening test in pregnancy. Aust NZ H Obstet Gynaecol 27:27

Klopper A (1981) Estriol – An obstetric enigma. In: Givens JR (ed) Endocrinology of Pregnancy. Year Book Publishers, Chicago, p 157

Klopper A (1966) Assays of urinary oestriol as a measure of placental function. In: Cassano C (ed) Research on Steroids. Il Pensiero Scientifico, Rome, p 164

Goebelsmann U (1981) Hormonal assessment of fetoplacental function. In: Givens JR (ed) Endocrinology of Pregnancy. Year Book Publishers, Chicago, p 362

Chard T, Klopper A (1982) Placental function tests. Springer, Berlin Heidelberg New York, p 28

Perry L, Hickson R, Obiekwe B, Chard T (1986) Maternal oestriol levels reflect placental function rather than fetal function. Acta Endocrinol (Kbh) 111:563

Lauritzen C (1967) A clinical test for placental functional activity using DHEA-sulphate and ACTH injections in pregnant women. Acta Endocrinol (Kbh) 55:263

# Stoffwechsel und biologische Wirkung der Östrogene

# Biologische Wirkung und Metabolismus von Östrogenen

M. Breckwoldt, J. Neulen und H. P. Zahradnik

Östrogene haben für die menschliche Fortpflanzung eine zentrale Bedeutung. Diese Aussage läßt sich an zahlreichen Beispielen belegen. Die somatischen Veränderungen, die mit der Pubertät einhergehen und sich als Vorbereitung für die Fortpflanzung verstehen lassen, sind überwiegend auf direkte oder indirekte Östrogenwirkungen zurückzuführen.

Während der Geschlechtsreife reguliert das Ovar seine eigene Funktion und bedient sich dabei des Östradiols als wichtigstem Mittel zur endokrinen Signalübermittlung. Entscheidende Östrogenquelle ist jeweils der reifende, zur Ovulation bestimmte dominante Follikel. Theca-interna- und Granulosazelle sind im Sinne einer funktionellen Einheit als Biosyntheseort der Östrogene anzusehen. Unter dem stimulierenden Einfluß von LH werden in der Thekazelle $C_{19}$-Steroide wie Androstendion und Testosteron gebildet, die den Granulosazellen als Substrat für die Aromatisierung dienen. Die Aromatisierungskapazität der Granulosazellen wird durch FSH reguliert. Das von der Granulosazelle gebildete Östradiol ist einerseits als endokrines Produkt anzusehen, das seine biologischen Wirkungen in der Peripherie entfaltet, andererseits wirkt es aber auch über parakrine Mechanismen auf die Proliferation der Granulosazellen. In dieser Hinsicht ist Östradiol als mitogener Faktor für den wachsenden Follikel anzusehen (Dorrington u. Armstrong 1979). Die endokrine Funktion des Ovars reflektiert sich im Verhalten der peripheren Östrogen- und Progesteronspiegel. Die Serumkonzentrationen der Sexualsteroide korrelieren mit dem Reifegrad des wachsenden Follikels und der funktionellen Leistung des Corpus luteum. Über den Blutweg gelangen die Sexualsteroide an ihre spezifischen Zielorgane, wo sie Wachstum und Differenzierung bewirken. Am Hypothalamus-Hypophysen-System regulieren und modulieren die Östrogene über positive und negative Rückkoppelungsmechanismen deren Funktion. Das ovulationsauslösende Signal, das zur mittzyklischen LH- und FSH-Ausschüttung führt, ist also eine Funktion des Ovars.

Zu den vielfältigen biologischen Wirkungen der Östrogene, die ausnahmslos im Dienste der Reproduktion und somit der Arterhaltung stehen, zählen:

- die Proliferation des Vaginalepithels,
- die Stimulation der zervikalen Sekretion,
- die Proliferation des Endometriums,
- die Sekretion der Tubenschleimhaut.

Auf molekularbiologischer Ebene induziert Östradiol die Synthese seines eigenen Rezeptors (Weichman u. Notides 1980). Gleichzeitig stimuliert Östradiol die Synthese von Progesteronrezeptoren und schafft somit die Voraussetzung für die biologische Wirkung des Gestagens. Zu den klinisch sichtbaren Leistungen der Östrogene gehört auch die Regulation von Wachstum und Durchblutung des Uterus während der Schwangerschaft, ferner die Entwicklung und Differenzierung der Brustdrüse als Vorbereitung auf die Laktation. Östrogene aktivieren die Funktion der laktotrophen Zellen der Hypophyse und bewirken somit ein kontinuierliches Ansteigen der Prolaktinspiegel während der Schwangerschaft (Labrie et al. 1978). Auch die Synthese spezifischer Leberproteine wie SHBG, CBG, Reninsubstrat wird durch Östradiol angeregt. Als weitere biologische Effekte der Östrogene sind charakteristische Veränderungen des Lipoproteinprofils, des Wasser- und des Energiehaushalts anzusehen.

Auf ihrem Weg vom Syntheseort zu den spezifischen Zielorganen unterliegen die Östrogene jedoch einer Vielzahl von Stoffwechselwirkungen und Interaktionen mit Transportproteinen. In der Zirkulation werden Östrogene in unterschiedlicher Form angetroffen. Dabei finden sich neben freien Östrogenen proteingebundene und konjugierte Formen. Die Proteinbindung kann spezifisch sein, d.h. mit hoher Affinität und geringer Kapazität (Westphal 1971). Die Bedeutung der Proteinbindung soll an einem einfachen Beispiel veranschaulicht werden:

Inkubiert man Myometriumgewebe mit Östradiol in reiner Pufferlösung, so findet man eine beachtliche Gewebsaufnahme. Setzt man der Pufferlösung jedoch 10% Serumproteine zu, stellt man eine deutliche Reduktion der Hormonkonzentrationen im Gewebe fest. Eine weitere Reduktion läßt sich beobachten, wenn man als Medium reines Serum verwendet. Die Gewebsaufnahme liegt nunmehr in einer Größenordnung zwischen 2 und 5%. Durch die Proteinbindung kommt es also zu einer eindrucksvollen Verminderung der Bioverfügbarkeit des eingesetzten Hormons (Abb. 1). In dieser Hinsicht scheint das SHBG für die freien Sexualsteroide das wichtigste Transportprotein zu sein. Das SHBG kommt offenbar in 2 verschiedenen Isoformen mit unterschiedlichem isoelektrischen Punkt vor, wobei die eine Form mit einem isoelektrischen Punkt von 4,5-Testosteron, die andere Isoform mit neutralem IP-Östradiol spezifisch zu binden scheint (Terasaki et al. 1988). Unter den konjugierten Östrogenen, die in der Zirkulation zu finden sind, dominiert das Östronsulfat. Die peripheren Konzentrationen von Östronsulfat werden in etwa 10fach höherer Konzentration gefunden als die freien Steroide (Hawkins u. Oakey 1973). Auch für die Konjugate gilt, daß Plasmaproteine ein wichtiges Regulativ für die Bioverfügbarkeit darstellen. Als Trägerprotein für die sulfatierten Östrogene spielt das Albumin mit seiner geringen Spezifität, aber hohen Kapazität eine wichtige Rolle. Die Bedeutung der Serumproteine für die Gewebsaufnahme und damit für die Bioverfügbarkeit von Östronsulfat veranschaulicht das in Abb. 2 dargestellte Inkubationsexperiment. Auch hierin wird deutlich, daß der Zusatz von Serumproteinen zum Inkubationsmedium die Gewebsaufnahme verringert.

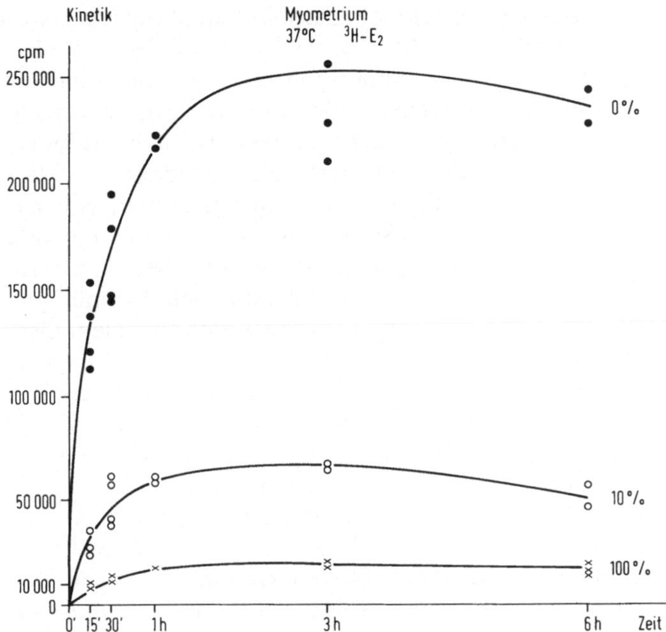


**Abb. 1.** Inkubation von Myometrium mit $^3$H-Östradiol in reiner Pufferlösung, nach Zusatz von 10% Serumproteinen und in reinem Serum

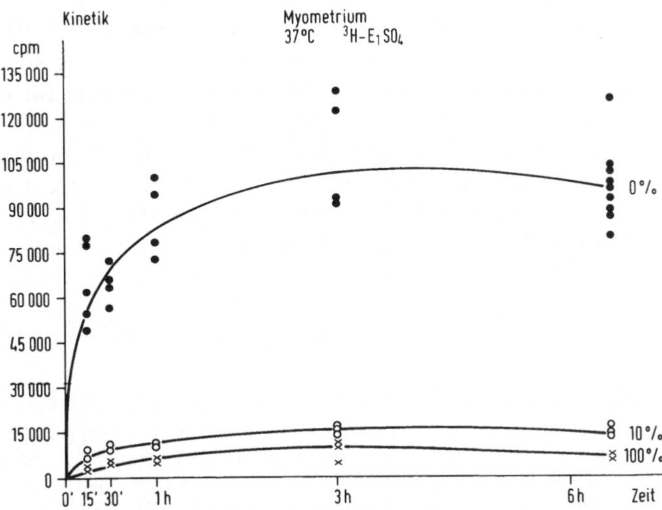


**Abb. 2.** Gewebsaufnahme von $^3$H-Östronsulfat in menschliches Myometrium. Inkubation in reiner Pufferlösung, nach Zusatz von 10% Serumproteinen und in reinem Serum

Die Frage nach der biologischen Bedeutung von Östronsulfat ist ungeklärt. Östronsulfat ist als Stoffwechselprodukt, aber auch als Reserveöstrogen bezeichnet worden. Superfundiert man menschliches Myometrium mit Östronsulfat, so stellt man eine rasche Metabolisierung fest. Östronsulfat wird in einem hohen Prozentsatz zu freiem Östron hydrolysiert und zu einem geringen Teil zu Östradiol reduziert (Breckwoldt et al. 1975, 1976). Inkubationen von Östronsulfat mit subzellulären Fraktionen von menschlichem Myometrium bestätigen dieses Superfusionsexperiment und lassen erkennen, daß die an der Metabolisierung von Östronsulfat beteiligten Enzyme in der Mikrosomenfraktion lokalisiert sind. Schon nach 20minütiger Inkubationszeit sind etwa 70% des eingesetzten Östronsulfats zu freiem Östron hydrolysiert. Die Konversionsrate von Östronsulfat zu Östradiol liegt bei etwa 1,4% (Trolp et al. 1981). Diese Befunde lassen darauf schließen, daß menschliches Myometrium über eine aktive Sulfatase und darüber hinaus über eine 17 β-ol-Dehydrogenase-Aktivität verfügt. Die 17 β-ol-Dehydrogenase metabolisiert vorzugsweise Östradiol zu Östron und ist somit ein wichtiges regulatorisches Prinzip für die biologische Wirkung von Östradiol. Darüber hinaus ist menschliches Endometrium in der Lage, $\Delta_4$-Androgene zu Östrogenen zu aromatisieren (Neulen et al. 1987). Diese Experimente zeigen, daß auch Erfolgsorgane Sexualsteroide in ihren Strukturen verändern und damit deren biologische Wirkung modifizieren können. Aber nicht nur die Erfolgsorgane und die Leber sind am Stoffwechsel der Östrogene beteiligt, auch die Niere ist in der Lage, Sexualsteroide zu metabolisieren. Freie Sexualsteroide werden in der Niere nicht nur oxydiert und reduziert, sondern auch zu Sulfaten und Glukuroniden konjugiert.

Diese hier kurz skizzierten biologischen Wirkungen und metabolischen Veränderungen der Östrogene verdeutlichen die Komplexität der Regulationsmechanismen, die an der Kontrolle der Hormonwirkung beteiligt sind. Entscheidende Faktoren dabei sind das Ausmaß der Hormonsekretion, der Umfang der Konversion von biologisch weniger wirksamen zu biologisch aktiven Metaboliten, die Plasmaproteine als Regulativ für die Bioverfügbarkeit sowie die Sensitivität der Erfolgsorgane, die durch die Anzahl spezifischer Rezeptoren bestimmt wird. Auch die Enzymaktivität der Erfolgsorgane, die am Abbau der Hormone beteiligt sind, und letztlich Enzyme in peripheren Organen, die ebenfalls in den Metabolismus der Steroide eingreifen, sind Teile des Kontrollsystems, das die Hormonwirkung reguliert.

## Literatur

Breckwoldt M, Bussmann H, Zahradnik HP, Schlegel A (1975) Metabolism of $^3$H-estrone-sulfate in human uterine tissue. Acta Endocrinol [Suppl] (Copenh) 193:110

Breckwoldt M, Zahradnik HP, Lee ZY (1976) Extrahepatic estrogen metabolism in the rhesus monkey and in the human. In: Crosignani PC, Mishell DR (eds) Ovulation in the human. Academic Press, London New York, pp 71–78

Dorrington JH, Armstrong DT (1979) Effects of FSH on gonadal function. Recent Prog Horm Res 35:301–333

Hawkins RA, Oakey RE (1973) Estimation of oestrone sulfate, oestradiol-17 β and oestrone in peripheral plasma: Concentrations during the menstrual cycle and in men. J Endocrinol 60:3–17

Labrie F, Beaulieu M, Caron G, Raymond V (1978) The adenohypophyseal dopamin receptor: Specificity and modulation of its activitity by estradiol. In: Robyn C, Harber M (eds) Progress in prolactin physiology and pathology. Elsevier, North Holland, pp 121–136

Neulen J, Hartmann C, Breckwoldt M (1987) Aromatase activity in monolayer cell cultures of human endometrium. Gynecol Endocrinol 1:339–343

Terasaki T, Nowlin DM, Pardridge M (1988) Differential binding of testosterone and estradiol to isoforms of sex-hormone-binding globulin: Selective alteration of estradiol binding in cirrhosis. J Clin Endocrinol Metab 67:639–643

Trolp R, Graf D, Breckwoldt M (1981) Subcellular metabolism of $^{3}H$-oestrone sulphate in human gestational myometrium. J Steroid Biochem 16:563–568

Weichmann BM, Notides RS (1980) Estrogen receptor activation and the dissociation kinetics of estradiol, estriol, and estrone. Endocrinology 106:434–439

Westphal U (1971) Steroid-Protein-Interaction. Monographs on Endocrinology. Springer, Berlin Heidelberg New York

# Anwendung, Nutzen und Risiken der Östrogen-behandlung

# Östrogenstoffwechsel in der fetoplazentaren Einheit

W. D. Lehmann

Cassmer hat 1959 als erster auf das endokrine Zusammenwirken im Östrogenstoffwechsel von Mutter, Plazenta und Fetus hingewiesen.

Seine experimentellen Arbeiten, bei denen er die fetale Blutzirkulation in utero unterbrochen hatte, bewiesen eine verminderte Östriolausscheidung der Mutter um 54%, während die Pregnandiolausscheidung nur um 12% absank.

Frandsen u. Stakemann beobachteten 1961, daß Schwangere mit anenzephalen Feten eine niedrigere Östriolausscheidung aufwiesen als Frauen mit normalen Feten. Sie schlossen daraus, daß die anenzephalen Feten mit einer stark hypoplastischen Nebennierenrinde weniger Steroidvorstufen für die Östrogenproduktion in der Plazenta anliefern können und daß damit die mütterliche Östrogenausscheidung im Urin auffällig niedrig liegt.

Diczfalusy et al. haben 1964 durch eine Reihe von Durchströmungsversuchen mit radioaktiven Steroiden in vivo bei Schwangeren im 2. Trimenon den Östrogenstoffwechsel im Detail aufgeklärt und den Begriff „feto-placental unit" geprägt (Abb. 1).

Östriol wird in der Plazenta prinzipiell aus 16α-Hydroxy-Dehydroepiandrosteron gebildet, welches ausschließlich fetaler Herkunft ist (Klausner u. Ryan 1964; Siiteri u. McDonald 1963).

Das im mütterlichen Organismus zirkulierende Östradiol-17β stammt dagegen vom Dehydroepiandrosteron ab, das zu 80% aus der fetalen und zusätzlich zu 20% aus der mütterlichen Nebennierenrinde angeliefert wird. Das gesamte Dehydroepiandrosteron wird in der Plazenta, und nur dort, zu Östradiol-17 β aromatisiert.

Die Plazenta ist reich an Sulfataseaktivität, die die eintreffenden sulfatierten Steroidvorläufer hydrolysiert (French u. Warren 1966), so daß Dehydroepiandrosten-Sulfat zu Dehydroepiandrosteron umgebildet und anschließend zu $\Delta_4$-Androstendion oxidiert wird, und zwar durch die 3 β-Hydroxysteroiddehydrogenase und die Δ4-5-Isomerase, ein Enzymsystem, das im plazentaren Gewebe im Übermaß vorhanden ist.

Denselben Stoffwechsel durchläuft das fetale 16α-Hydroxy-Dehydroepiandrosteron-Sulfat, wenn es die Plazenta über die Nabelschnur erreicht. Dort wird es zum unkonjugierten Steroid hydrolysiert, zu Androstentriol durch die 17 β-Hydroxysteroid-Dehydrogenase reduziert und zu Östriol aromatisiert (Lehmann u. Breuer 1967).

Dehydroepiandrosteron-sulfat (16α-Hydroxy-) → 1 → Dehydroepiandrosteron (16α-Hydroxy-) → 2 → Androstendion (16α-Hydroxy-)

→ 3 → Östron (16α-Hydroxy-) → 4 → Östradiol (Östriol)

1 Steroidsulfatase
2 3β-Hydroxysteroid-Dehydrogenase $\Delta^{4,5}$-Isomerase
3 Aromatase
4 17β-Hydroxysteroid-Dehydrogenase

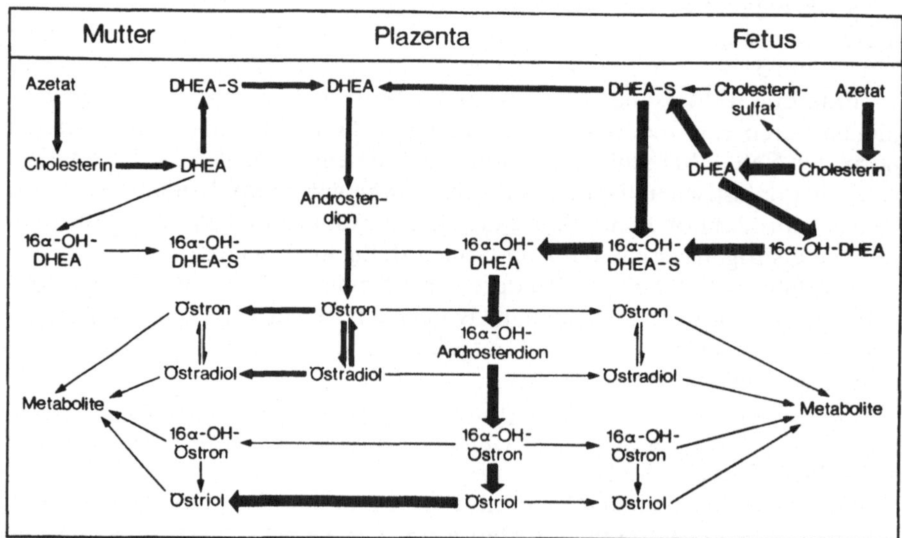


**Abb. 1.** Schema der Östrogensynthese in der fetoplazentaren Einheit. (Nach Dibbelt et al.)

Das aromatisierende Enzymsystem, das die Konversion von Östrogenen zu Androgenen in der Plazenta bewirkt, ist an die Mikrosomenfraktion gebunden. Das Ausmaß der Konversionsrate nimmt im Laufe der Gestationswoche zu, wobei das aromatisierende Enzymsystem frühestens in der 17. Schwangerschaftswoche nachweisbar ist (Ryan 1959). Lehmann et al. (1973) konnten feststellen, daß die Mikrosomenfraktion von histopathologisch veränderten Plazenten eine niedrigere Konversionsrate von Östrogen zu Androgenen aufweist als die Mikrosomenfraktion histologisch unauffälliger Plazenten. Daraus wurde geschlossen, daß die niedrigere Östriolausscheidung bei Schwangeren mit plazentarer Insuffizienz durch eine Beeinträchtigung des aromatisierenden Enzymsystems bewirkt wird. Choriongonadotropin kann eine Stimulation der plazentaren Aromataseaktivität hervorrufen, wie Durchströmungsversuche an der Plazenta gezeigt haben (Wolf et al. 1977).

Eine niedrige Östrogenausscheidung im Urin von Schwangeren kann auch durch einen plazentaren Sulfatasemangel bedingt sein. Cedard et al. (1971) haben als erste durch biochemische Untersuchungen an einer Plazenta auf diesen Enzymdefekt hingewiesen. Lehmann et al. (1978) haben 3 Fälle beschrieben, bei denen die homogenisierte Plazenta nicht in der Lage war, radioaktiv markiertes Dehydroepiandrosteron-Sulfat zu dem unkonjugierten Steroid zu hydrolysieren.

Der plazentare Sulfatasemangel, der an das männliche fetale Geschlecht gebunden ist und häufig mit einer Ichthyosis der Haut (Koppe et al. 1978; Shapiro et al 1978) einhergeht, ist geburtshilflich in doppelter Hinsicht interessant:

Erstens entwickelt sich die Schwangerschaft bis zum errechneten Termin offensichtlich normal, aber die Östriolausscheidung im Harn ist stark erniedrigt und kann zur Fehldiagnose – Plazentainsuffizienz – führen.

Zweitens wird die Portio uteri, vor allem bei Erstgebärenden, am Ende der Gravidität nicht aufgebraucht, so daß mangels Eröffnung des Muttermundes ein Kaiserschnitt vorgenommen werden muß.

Während die einzelnen Stoffwechselprodukte und ihre enzymatischen Umwandlungen in der fetoplazentaren Einheit durch die Arbeitsgruppe von Diczfalusy (in-vivo-Versuche) gut analysiert sind, ist dagegen über eine mögliche Stimulation und Regulierung des Steroidstoffwechsels durch Peptidhormone in der Schwangerschaft kein einheitliches Vorstellungskonzept vorhanden, wie es z.B. analog im weiblichen Menstruationszyklus vorliegt.

Vor allem herrscht Unklarheit darüber, wie die Steroidproduktion in der fetalen Nebennierenrinde, besonders in ihrer definierten Zone, reguliert wird. Obwohl eine funktionierende Hypophyse wichtig für die Aufrechterhaltung der fetalen Nebenniere im 3. Trimenon ist, hat die Tatsache, daß auch anenzephale Feten ohne Hypophyse bis zur 16. Woche eine normale adrenale Struktur besitzen, zu der Annahme geführt, daß extrahypophysäre Peptide wie z.B. das Choriongonadotropin (HCG) eine stimulierende Rolle spielen.

Zu dieser „HCG-Hypothese" würde passen, daß die fetale NNR post partum rasch involviert, nachdem das plazentare HCG nicht mehr wirksam sein kann.

Charles (1969) konnte zeigen, daß anenzephale Feten nach HCG-Injektion in die Nabelarterie ihre DHA-Produktion erhöhten.

Lehmann u. Lauritzen (1973) demonstrierten, daß radioaktiv markiertes Δ5-Pregnenolon in höherer Ausbeute zu Dehydroepiandrosteron von fetalen NNR-Gewebeschnitten umgewandelt wird, wenn der Inkubationslösung HCG zugesetzt wird. Dieses Resultat wurde besonders deutlich zwischen der 12. und 19. Gestationswoche erzielt, während ab der 22. Woche ACTH einen stärkeren Stimulationseffekt aufwies.

Johannisson (1968) hat vor Schwangerschaftsunterbrechungen HCG in das Fruchtwasser injiziert und mit histochemischer Methode eine Stimulation der adrenalen Biosynthese bei Feten nachgewiesen.

In neuerer Zeit haben Abu-Hakima et al. (1987) gezeigt, daß hochgereinigtes HCG keinen Einfluß auf die adrenale DHA-Produktion des Fetus hat.

Die gegensätzlichen Ergebnisse, vor allem älterer Arbeiten, führt die Gruppe aus Montreal darauf zurück, daß die früheren HCG-Präparationen mit einem Wachstumsfaktor unbekannter Definition, aber plazentarer Herkunft verunreinigt waren, die die Steroidprodukion stimuliert haben.

Diese Hypothese wird sich nicht mehr klären lassen. Aus verständlichen ethischen Gründen können Stoffwechseluntersuchungen an Feten in vivo heute kaum noch durchgeführt werden.

## Literatur

Abu-Hakima M, Branchaud Ch, Goodyer C, Murphy BE (1987) The effects of human chorionic gonadotropin on growth and steroidogenesis of the fetal adrenal gland in vitro. Am J Obstet Gynecol 156:681

Cassmer O (1959) Hormone production of the isolated human placenta. Acta Endocrinol [Suppl 45] (Copenh) 32:1

Cedard L, Tchobronsky C, Guglielmina R, Mailhac M (1971) Insuffisance oestrogénique paradoxale au cours d'une grossesse normale par defant de sulfatase placentaire. Bull Fed Soc Gyn Obstet 23:1

Charles D (1969) Foetal autonomy. Churchill, London, p 126

Diczfalusy E (1964) Endocrine function of the feto-placental unit. Fed Proc 23:791

Dibbelt L, Kuss E, Zander J (1987) Die Hormone in der Placenta in Gynak. u. Geburtsh. Bd. I, Teil 1, Thieme Stuttgart

Frandsen VA, Stakemann G (1961) The site of production of oestrogenic hormones in human pregnancy. Acta Endocrinol (Copenh) 38:383

French AP, Warren JC (1966) Sulfatase activity in the human placenta. Steroids 8:79

Johannisson E (1968) The foetal adrenal cortex in the human. Acta Endocrinol [Suppl 130] (Copenh) 58:108

Klausner DA, Ryan KJ (1964) Estriol secretion by the human term placenta. J Clin Endocrinol Metab 24:101

Koppe JG, Marinkovic-Ilsen A, Rijken G, DeGroot WP, Jöbis AC (1978) X-linked ichthyosis, a sulphatase deficiency. Arch Dis Child 53:803

Lehmann WD, Breuer H (1967) Charakterisierung und Kinetik einer mikrosomalen 17 β-Hydroxysteroidoreduktase der menschlichen Placenta. Hoppe-Seylers Z Physiol Chem 348:1633

Lehmann WD, Lauritzen Ch (1973) The influence of ACTH and HCG on the steroid genesis of fetal adrenals in vitro. Acta Endocrinol (Copenh) 173:373

Lehmann WD, Lauritzen Ch, Schuhmann R (1973) In vitro conversion of (4-$^{14}$C) dehydroepiandrosterone and androstendione to oestrogens by the microsomes of placentas from normal, toxaemic, diabetic and postmature pregnancies. Acta Endocrinol (Copenh) 13:771

Lehmann WD, Wolf AS, Lauritzen Ch (1978) Klinische und biochemische Untersuchungen bei drei graviden Patientinnen mit placentarem Sulfatasemangel. Arch Gynecol 225:43

Ryan K (1959) Biological aromatization of steroids. J Biol Chem 234:268

Shapiro LJ, Weiss R, Webster D, France JT (1978) X-linked ichthyosis due to steroid sulphatase deficiency. Lancet I:70

Siiteri PK, McDonald PC (1963) The utilisation of circulating dehydroisoandrosterone sulfate for estrogen synthesis during human pregnancy. Steroids 2:713

Wolf AS, Musch KA, Lauritzen Ch (1977) Effects of human choriogonadotropin on placental steroidogenesis in perfusions. Acta Endocrinol [Suppl 85] (Copenh) 212:33

# Die Bedeutung der Östrogene für gutartige und bösartige Brusterkrankungen

A. E. Schindler

Wachstum und Entwicklung der weiblichen Brustdrüse werden nomalerweise hauptsächlich durch die ovarielle Sekretion von Östrogenen und Progesteron bestimmt. Dabei sind Östrogene (vor allem Östradiol) die wichtigsten direkten Hormone für das Wachstum der 4 Gewebestrukturen der Brust (Fettgewebe, Bindegewebe, duktales und lobuläres System). Die Ausdifferenzierung der duktalen und lobulären Strukturen wird durch Gestagene (Progesteron) erreicht. Eine optimale duktal-lobuläre Morphologie setzt den ausgewogenen Synergismus von Östrogenen und Gestagenen voraus. Dabei spielen Bindungsproteine, aber auch die Reaktion des Gewebes (Rezeptorbildung und -funktion) eine Rolle. Die volle natürliche Ausreifung der Brust wird normalerweise durch die erste ausgetragene Schwangerschaft herbeigeführt. Zusätzlich können diese Vorgänge durch eine Vielzahl weiterer Hormone und Faktoren beeinflußt werden:

*Indirekt:* FSH, LH, TSH, ACTH, Parathormon.
*Direkt:* Androgene, Kortikoide, Schilddrüsenhormone, Prolaktin, Wachstumshormon, Insulin, epidermaler Wachstumsfaktor, Somatomedine, Relaxin, HPL.

Bei der Entwicklung gutartiger Brusterkrankungen sind die duktalen und lobulären Systeme sowie das periduktale und perilobuläre Bindegewebe beteiligt. Dabei können morphologisch progressive und regressive Veränderungen unterschieden werden. Zu den progressiven Veränderungen gehören Hyperplasie aller 3 Strukturen simultan oder in unterschiedlicher Beteiligung. Zu den regressiven Veränderungen gehören Fibrose, Zystenbildung und Duktektasien. Weiterhin kommt hinzu, daß diese Veränderungen mit epithelialen Proliferationen mit und ohne Atypien gepaart sein können. Daraus resultieren vielfältige Manifestationen von gutartigen Brustveränderungen, nicht nur im Vergleich von beiden Brüsten, sondern schon alleine innerhalb der gleichen Brust [2].

Gutartige Brusterkrankungen treten während der Reproduktionsphase (Menarche bis Menopause) auf. Betroffen sind vor allem Frauen zwischen dem 3. und 5. Lebensjahrzehnt mit einem mittleren Manifestationsalter von etwa 40 Jahren [16, 49].

Es ist praktisch nicht möglich, die tatsächliche Inzidenz festzustellen. Die Häufigkeitsangaben beruhen zum größten Teil auf Biopsie- oder Autopsiedaten. Eine Zusammenstellung über die Zeit von 1904–1965 haben Marx et al. [25] vorgenommen. Dabei ist interessant, daß der Prozentsatz der Mastopathie mit durchschnittlich über 51% angegeben wird und in über 32% der Fälle Epithelproliferationen gleichzeitig gefunden wurden. Davis et al. [9] fanden mastopathische Veränderungen in 58,5% und wiesen eine Beidseitigkeit solcher Abweichungen in 43% nach. Der Anteil der epithelialen Hyperplasie lag dabei bei 30,6%. Bezüglich der Inzidenz histologisch nachgewiesener Mastopathien fanden Cole et al. [7] 89,4 Neuerkrankungen pro Jahr für 100 000 Frauen. Dabei stieg die Inzidenz bis zum 45. Lebensjahr an, um danach steil abzufallen. Dies ist auch aus anderen Untersuchungen hervorgegangen [15, 47] und unterscheidet sich von der altersbezogenen Inzidenz des Mammakarzinoms.

Aus epidemiologischen Studien sind einige Faktoren bekannt, die sich hemmend oder fördernd auf die Häufigkeit gutartiger Brusterkrankungen auswirken können (Tabelle 1). Die Bedeutung gutartiger Brusterkrankungen wird dadurch unterstrichen, daß je nach histologischer Ausprägung eine Risikoerhöhung für die Entwicklung des Mammakarzinoms einhergeht [20] (Tabellen 2 und 3). Akzentuiert wird dies durch eine familiäre Belastung [11].

**Tabelle 1.** Faktoren, die die Häufigkeit gutartiger Brusterkrankungen beeinflussen

| Faktoren | Häufiger | Seltener |
|---|---|---|
| Multiparität | – | + |
| Lange Stillzeiten | – | + |
| Hormonale Kontrazeption | – | + |
| Gestagenlangzeittherapie | – | + |
| Hoher sozioökonomischer Status | + | – |
| Unverheiratet | + | – |
| Nulliparität | + | – |
| Östrogenlangzeittherapie | + | – |

**Tabelle 2.** Risiko der Mammakarzinomentwicklung je nach Grad der mastopathischen Veränderungen. (Nach [20])

| Grad der mastopath. Veränderungen | Zahl der Patientinnen | Relatives Risiko der Mammakarzinomentwicklung |
|---|---|---|
| 1–2 | 2092 | 2,3 |
| 3 | 262 | 2,4 |
| 4 | 49 | 6,0 |
| 5 (Ca. in situ) | 8 | 16,7 |

**Tabelle 3.** Fibrozystische Mastopathie und Epithelproliferation: Häufigkeit und Brustkrebsrisiko

| Fibrozystische Mastopathie | Nach Vorherr 1986 [47] Häufigkeit [%] | Nach Vorherr 1986 [47] Brustkrebs-Risiko | Nach Dupont u. Page 1985 [11] Brustkrebs-Risiko |
|---|---|---|---|
| Alle Formen (mit und ohne Epithelproliferation) | – | 2–3 | 1,5 |
| Keine Epithelproliferation | 70 | 0–2 | 0,89 |
| Mit Epithelproliferation | 20 | 2–4 | 1,9 |
| Atypische intraduktale Epithelproliferation | 10 | 5 | 5,3 |
| Atypische Epithelproliferation mit Familienanamnese | – | 11 | 8,4 |
| Zysten ohne Familienanamnese | – | – | 1,0 |
| Zysten mit Familienanamnese | – | – | 2,7 |

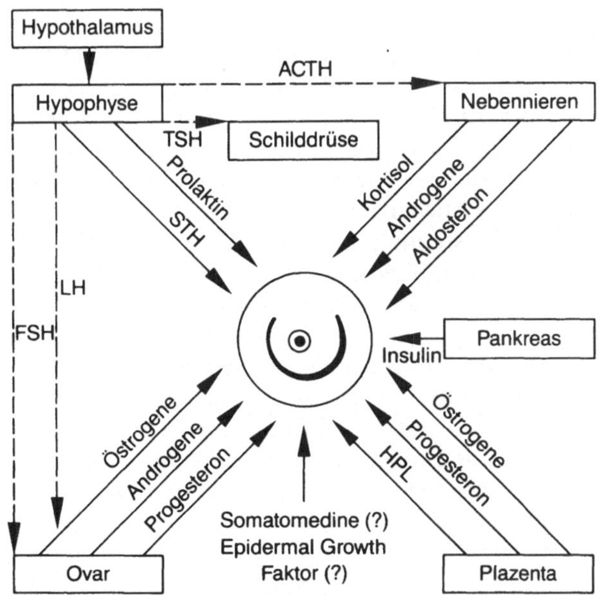


**Abb. 1.** Möglichkeiten der hormonalen Einflüsse auf die Brust. (Nach [38])

Die Brustentwicklung, -ausreifung und -erhaltung unterliegen neben Östrogenen und Progesteron einer Vielzahl von hormonalen Einflüssen (Abb. 1). Eine Reihe endokriner Fehlsteuerungen sind an der Entwicklung von gutartigen Brusterkrankungen beteiligt, wie aus der folgenden Übersicht hervorgeht:

1. Östrogenstimulus:
   – erhöhte Gesamtkonzentration,
   – erhöhter Anteil freier Östrogene
     (durch Senkung der Konzentration und/oder
     Verminderung der Bindungskapazität von SHBG);
2. Progesteronmangel;
3. Prolaktinstimulus;
4. Schilddrüsenhormonmangel;
5. Androgene.

Beim Östrogenstimulus spielt der freie, d.h. der nicht im Blut an Bindungsproteine gebundene Anteil der Östrogene die entscheidende Rolle für die zelluläre Wirkung. Einerseits konnten bei Frauen mit gutartigen Brusterkrankungen erhöhte Plasmaöstradiolspiegel gemessen werden [28, 49] und andererseits verminderte SHBG-Konzentrationen [3], so daß letztendlich auch bei normalen Plasmaöstrogenspiegeln, wie sie von einer Reihe von Untersuchern berichtet wurden [49], zellulär durch den höheren Anteil von nicht proteingebundenem Östradiol ein erhöhter Östrogenstimulus resultiert. Ein signifikant höherer Anteil von ungebundenem Plasmaöstradiol wurde bei Frauen mit gutartigen Brusterkrankungen gefunden [36]. Von anderer Seite wurden höhere Bindungsproteinkonzentrationen (SHBG, CBG, TBG) als Hinweis für einen erhöhten Östrogenstimulus angesehen [35].

Ein vermehrter Östrogenstimulus wird aber auch durch Progesteronmangel hervorgerufen, der unter anderem sich dadurch ungünstig auswirkt, daß die Zahl der Östrogenrezeptoren weniger herabgesetzt wird. Bereits 1941 wurde von Bucher und Geschickter [5] auf die Rolle des Progesteronmangels bei der Entstehung gutartiger Brusterkrankungen hingewiesen. Dies wurde 1974 auch von Sherman und Korenmann [40] postuliert und von der Arbeitsgruppe von Mauvais-Jarvis weiter verdeutlicht [28]. Es wurde dabei gezeigt, daß Plasmaprogesteron in der Corpus-luteum-Phase signifikant vermindert ist, sowohl bei Mastodynie als auch bei Zysten, Fibroadenomen und fibrozystischen Veränderungen [28, 42]. Gering verminderte Progesteronspiegel wurden auch von anderen Autoren publiziert [1].

Erhöhtes Prolaktin führt zur Störung der Progesteronbiosynthese sowie zur Entdifferenzierung der terminalen Gangabschnitte. Dies geht mit einer erhöhten Zahl von Östrogenrezeptoren einher [26]. Signifikante Prolaktinerhöhungen konnten von einigen Untersuchern festgestellt werden [47, 48, 49]. Dies würde auch indirekt über eine Corpus-luteum-Insuffizienz den Östrogenstimulus fördern, der seinerseits selbst wieder eine Steigerung der hypophysären Prolaktinsekretion bewirkt. Andere Untersucher konnten nur eine erhöhte Prolaktinstimulierbarkeit [14, 21] oder beides feststellen [34]. Störungen bei der Prolaktinsekretion bzw. bei der Prolaktinstimulierbarkeit können auch durch Schilddrüsenfunktionsstörungen mit unterstützt werden, da bei Hypothyreose mit höheren TSH-Spiegeln durch die damit verbundene gesteigerte TRH-Sekretion auch die Prolaktinachse auf ein höheres Niveau verlagert werden kann. Somit wäre der klinische Zusammenhang zwischen

Schilddrüsenunterfunktion und gutartigen Brusterkrankungen verständlich [6, 43]. Dies wird noch dadurch unterstrichen, daß bei Hypothyreose es zu einer Senkung von SHBG kommt (damit auch zu einer Forderung des Östrogenstimulus [41]) und die Corpus-luteum-Funktion beeinträchtigt ist [42].

Ohne Frage spielen adäquate Gestagendosen für die Prävention bzw. Reduzierung von gutartigen Brusterkrankungen eine wesentliche Rolle, wie dies deutlich mit der großen „englischen General-Practitioner-Studie" gezeigt werden konnte [50]. Ähnliches scheint auch bei der perimenopausalen Östrogen-Gestagen-Behandlung zuzutreffen, wie dies durch die Senkung des Mammakarzinomrisikos verdeutlicht wird [13].

Die Zusammenhänge zwischen gutartigen Brusterkrankungen und Malignomentstehung in der Mamma sind durch die Risikoabhängigkeitsuntersuchungen von Kodlin et al. [20] und epidemiologische Untersuchungen aufgezeigt worden [11]. Die morphologischen Zusammenhänge sind von Bässler dargestellt worden [2].

Auch für das Malignom der Brust spielt eine Vielzahl hormoneller Einflüsse eine Rolle. Man hat mehrere Hypothesen zur Rolle der Östrogene für die Entwicklung von Mammakarzinomen aufgestellt:

1. Generell vermehrte Östradiolsekretion bzw. -produktion;
2. Östriolhypothese;
3. Östronhypothese;
4. Hypothese der erhöhten freien Östrogene (SHBG-abhängig);
5. Östrogen-Gestagen-Imbalance:
   - Corpus-luteum-Insuffizienz,
   - Anovulation,
   - „Estrogen window".

Eigene Untersuchungen [10] ergaben bei prämenopausalen Mammakarzinompatientinnen signifikant ($p < 0{,}01$) verminderte Progesteronwerte und bei postmenopausalen Mammakarzinompatientinnen signifikant ($p < 0{,}01$) erhöhte Östradiolspiegel.

Sehr deutlich konnten Secreto et al. [39] zeigen, daß bei prämenopausalen Frauen mit gut- und bösartigen Brusttumoren die Progesteronkonzentration signifikant gegenüber Kontrollen herabgesetzt ist. Dies steht auch in Übereinstimmung mit den Untersuchungen von Olsson et al. [33] über Unterschiede bei den Zykluslängen.

Von epidemiologischer Seite wurde von MacMahon [24] formuliert: „Der hauptsächlichste, direkte Risikofaktor für das Mammakarzinom ist der Östrogenstimulus". Dies wurde von Cuzick et al. [8] folgendermaßen präzisiert: „Der biologisch verfügbare Östrogenstimulus ist der Hauptfaktor für die Entstehung des Mammakarzinoms".

Dies wird durch die klinischen Erkenntnisse unterstützt, daß beidseitige Ovarektomie oder strahleninduziertes Ovarversagen das Brustkrebsrisiko senkt. Dabei steht diese Schutzwirkung in engem Zusammenhang mit dem Zeitpunkt des Östrogenentzugs [17, 23].

Es konnte gezeigt werden, daß bei prämenopausalen Mammakarzinompatientinnen der freie, biologisch wirksame Östradiolanteil im Blut signifikant ($p < 0{,}01$) erhöht ist, bei gleichen Gesamtöstradiolkonzentrationen im Plasma gegenüber Kontrollen. Bei postmenopausalen Mammakarzinompatientinnen war sowohl der Gesamtöstradiolspiegel als auch der nicht proteingebundene, freie Anteil des Östradiols im Plasma signifikant ($p < 0{,}001$) erhöht [29]. Dies wurde von mehreren Seiten bestätigt [4, 30] und steht in Einklang mit den Ergebnissen von Reed et al. [36] und Enriori und Reforzo-Membrisos [12]. Die bekannte Differenz bei der Inzidenz des Mammakarzinoms in England und Japan geht damit einher, daß bei Japanerinnen signifikant größere Mengen des Plasmaöstradiols an SHBG gebunden sind. Die SHBG-Bindungskapazität war bei Japanerinnen höher als bei Engländerinnen [31].

In Tabelle 4 sind Faktoren zusammengestellt, die das Mammakarzinomrisiko beeinflussen und mit der Corpus-luteum-Funktion im Zusammenhang stehen (und damit mit dem Östrogen-Progesteron- Verhältnis). Erst kürzlich wurde mit einer großen prospektiven Studie gezeigt, daß das Brustkrebsrisiko mit höherem Menarchealter sinkt und mit zunehmendem Alter bei der Menopause ansteigt. Mit jedem Jahr des späteren Auftretens der Menarche sinkt das Brustkrebsrisiko um 4%, während eine Zunahme des Risikos um 3,6% für jedes Jahr des späteren Eintretens der Menopause feststellbar war [22].

Frühe Menarche führt nicht nur zu einer längeren, sondern auch zu einer stärkeren Östrogenexposition der Brüste [24]. Vihko u. Apter [46] konnten zeigen, daß frühe Menarche mit hohen Östradiolspiegeln einhergeht, die bis zum 25. Lebensjahr anhalten. Weiterhin ist die glanduläre Brustentwicklung erst am Ende der ersten ausgetragenen Schwangerschaft abgeschlossen. Je länger der Brustdrüsenkörper in der partiellen postpubertären Entwicklung verharrt, um so größer ist das Risiko für eine Mammkarzinomentwicklung. Mauvais-Jarvis et al. [27] sehen das zunehmende Zeitintervall der Brustentwicklung bis zur ersten ausgetragenen Schwangerschaft als einen der Gründe für die zunehmende Zahl der Mammakarzinome in den letzten Jahrzehnten an. In diesem Zusammenhang sind die Feststellungen von Trichopoulos et al. [44] von Interesse, die feststellten, daß das Mammakarzinomrisiko um 3,5% mit jedem Jahr der Alterszunahme bis zu der ersten Geburt steigt. Auch das Alter bei jeder weiteren Geburt ist ein unabhängiger signifikanter Risikofaktor mit einem Anstieg des relativen Risikos um 0,9 für jedes Jahr an Alterszunahme bei nachfolgender Geburt. Einen kritischen Zeitpunkt stellt das 35. Lebensjahr für jede Geburt dar. Vor diesem Lebensalter stellt jede Geburt eine

**Tabelle 4.** Hormonale Konditionen, die das Mammakarzinomrisiko beeinflussen

| Faktoren, die das Risiko erhöhen | Faktoren, die das Risiko senken |
|---|---|
| Frühe Menarche | Kurze Zeit der Ovarialfunktion |
| Späte Menopause | Frühe Menopause |
| Hohes Alter bei der ersten Schwangerschaft | Frühzeitige, beidseitige Ovarektomie |
| Anovulation | Erste Schwangerschaft in jungen Jahren |
| Lange, hochdosierte Östrogenbehandlung | |

gewisse Risikoverminderung dar. Nach dieser Zeit scheint jede ausgetragene Schwangerschaft mit einem Anstieg des Risikos verbunden zu sein. Weiterhin führt späteres Auftreten der Menopause, d.h. Verlängerung der Östrogenexposition der Brust, zu einer Brustkrebsrisikosteigerung. Verlängerung um 5 Jahre bedeutet eine Risikosteigerung um 1,4 [45]. Zu beachten sind die Trendentwicklungen des Bruskrebsrisikos in Abhängigkeit von der Höhe der postmenopausalen Östrogensubstitution und der Länge der Therapie [18, 19].

Auch der Risikofaktor Adipositas ist mit einer Änderung des endogenen Östrogenmilieus verbunden; bei der prämenopausalen Frau durch höhere, nicht proteingebundene Östrogenspiegel und bei der postmenopausalen Frau sowohl durch höhere endogene gesamte Östrogenkonzentration als auch einen höheren Anteil von nicht proteingebundenen, biologisch aktiv wirksamen Östrogenen [19, 37]. Unterstrichen wird die Bedeutung der Östrogene für die Entstehung eines Mammakarzinoms durch die Befunde bei Männern mit Mammakarzinom. Generell liegt die Häufigkeit bei 1 : 200 – Männer/Frauen. Die Häufigkeit eines Mammakarzinoms beim Mann nimmt bei folgenden klinischen Situationen zu, die eng mit einem erhöhten Östrogenstimulus bzw. einem gestörten Östrogen-Androgen-Verhältnis einhergehen:

- Östrogenbehandlung bei Prostatakarzinom,
- Östrogenbehandlung bei Transvestiten,
- Östrogenbehandlung wegen Blasenkarzinom,
- bei östrogenexponierten Industriearbeitern,
- bei Männern mit Gynäkomastie (z.B. Klinefelter-Syndrom),
- bei Männern mit über viele Jahre erhöhten Östrogenkonzentrationen im Blut [32].

Zusammenfassend läßt sich sagen, daß eine ausgewogene Einwirkung von Östrogenen und Gestagenen zu einer Herabsetzung der Häufigkeit und des Ausmaßes gutartiger Brusterkrankungen führt. Geschieht dies in der frühen Phase der Reproduktion, ist dies besonders effektiv. Weiterhin wird deutlich, daß eine Reduzierung des inadäquaten Östrogeneffektes während der Lebenszeit der Frau zu einer Reduzierung des Brustkrebsrisikos führt.

## Literatur


1. Ayers JWT, Gidwani GP (1983) The "luteal breast": Hormonal and sonographic investigations of benign breast disease in patients with cyclic mastalgia. Fertil Steril 40:779–784
2. Bässler R (1978) Pathologie der Brustdrüse. Springer, Berlin Heidelberg New York (Spezielle pathologische Anatomie Bd. 11)
3. Berta L, Frairia R, Brumma C, Mavello C, Mosetto C, Rovero E, Gaidano G (1983) Hormonal pattern and sex-hormone binding globulin in plasma of women with cystic breast disease. In: Angeli A, Bradlow HL, Dogliotti L (eds) Endocrinology of cystic breast disease. Raven Press, New York, pp 123–126
4. Bruning PF, Bonfrer JMG, Hart AAM (1985) Non protein bound estradiol, sex-hormone binding globulin, breast cancer and breast cancer risk. Br J Cancer 51:479–484
5. Bucher NLR, Geschickter CF (1941) Corpus luteum studies: 2. Pregnandiol and estro-

gen output in the urine of patients with chronic cystic mastitis. J Clin Endocrinol Metab 1:58–63
6. Christensen SB (1987) Correlation between non-toxic goitre and benign mastopathia. Acta Med Scand 221:395–401
7. Cole P, Ellwood JM, Kaplan SD (1978) Incidence rates and risk factors of benign breast neoplasm. Am J Epidemiol 108:112–116
8. Cuzick J, Wang DY, Bulbrook RD (1986) The prevention of breast cancer. Lancet I:83–85
9. Davis HH, Simons M, Davis JB (1964) Cystic disease of the breast. Relationship to cancer. Cancer 17:957–961
10. Drafta D, Schindler AE, Milcu STM, Keller E, Stroe E, Horodniceanu E, Balanescu I (1980) Plasma hormones in pre- and postmenopausal breast cancer patients. J Steroid Biochem 13:793–802
11. Dupont WD, Page DL (1985) Risk factors for breast cancer in women with proliferative breast disease. N Engl J Med 312:146–151
12. Enriori CL, Reforzo-Membrives J (1984) Peripheral aromatisation as a risk factor for breast and endometrial cancer in postmenopausal women: A Review. Gynecol Oncol 17:1–21
13. Gambrell RD (1984) Proposal to decrease the risk and to improve the prognosis of breast cancer. Am J Obstet Gynecol 150:119–132
14. Greenblatt RB, Chadda JS, Teran AZ, Lewis A (1984) Fibrocystic breast disease: Pathophysiology, hormonology, treatment. Contemp Surg 24:49–60
15. Gregl A (1983) Bei der bunten Mischung der Mastopathie empfiehlt es sich, den Köcher der hormonalen Therapie möglichst auszuschöpfen. Gynäkologe 3:16–19
16. Harris JR, Hellmann S, Henderson IC, Kinne DW (1987) Breast diseases. Lippincott, Philadelphia
17. Hirayama T, Wynder EL (1962) A study of the epidemiology of cancer of the breast II. The influence of hysterectomy. Cancer 15:28–38
18. Hoover R, Glass A, Finkle WD, Azevedo D, Milne K (1981) Conjugates estrogens and breast cancer risk in women. J Natl Cancer Inst 67:815–820
19. Key TJA, Pike MC (1988) The role of estrogen and progestogens in the epidemiology and prevention of breast cancer. Eur J Cancer Clin Oncol 24:29–43
20. Kodlin D, Winger EE, Morgenstern NL, Chen V (1977) Chronic mastopathy and breast cancer. Cancer 39:2603–2607
21. Kumar S, Mansel RE, Hughes LE, Edwards CA, Scanlon MF (1985) Prediction of response to endocrine therapy in pronounced mastalgia using dynamic tests of prolactin release. Clin Endocrinol 23:699–704
22. Kvale G, Hench I (1988) Menstrual factors and breast cancer risk. Cancer 62:1625–1631
23. MacMahon B, Feinelib M (1960) Breast cancer in relation to nursing and menopausal history. J Natl Cancer Inst 24:733–753
24. MacMahon B, Trichopoulos D, Brown J, Andersen A, Cole P, De Waard F, Kouraniemi T, Polychronopoulou A, Ravnihar B, Stormly N, Westlund K (1982) Age at menarche, urine estrogens and breast cancer risk. Int J Cancer 30:427–431
25. Marx E, Schulz H, Maecker R (1969) Klinische Bewertung der Epithelproliferation gutartiger Mammatumoren und Mastopathien. Brun's Beitr Klin Chir 217:220–231
26. Mauvais-Jarvis P, Sitruk-Ware R, Kutenn F (1982) Luteal phase insufficiency and development of breast cancer. Breast Cancer Res Treat 2:139–150
27. Mauvais-Jarvis P, Sitruk-Ware R, Kutenn F (1983) Luteal phase defect and benign breast disease relationship to breast cancer genesis. J Steroid Biochem 19:13
28. Mauvais-Jarvis P, Sitruk-Ware R, Kutenn F, Stekers N (1979) Luteal phase insufficiency: A common pathophysiologic factor in the development of benign and malignant breast diseases. Comment Res Breast Dis 1:25–29
29. Moore JW, Clark GMG, Bulbrook RD, Hayward JL, Murai JT, Hammond GL, Siiteri PK (1982) Serum concentration of total and non-protein-bound estradiol in patients with breast cancer and in normal controls. Int J Cancer 29:17–21

30. Moore JW, Clark GMG, Hoare SA, Millis RR, Hayward JL, Quinlan MA, Wang DY, Bulbrook RD (1986) Binding of estradiol to blood proteins and etiology of breast cancer. Int J Cancer 38:625–630
31. Moore JW, Clark GMG, Takatani O, Wakabayashi Y, Hayward JL, Bulbrook RD (1983) Distribution of 17-β-estradiol in the serum of normal British and Japanese women. J Natl Cancer Inst 71:749–754
31. Olsson H, Ahn P, Kristofferson U, Landing-Olsson M (1984) Hypophysial tumor and gynecomastia preceding bilateral breast cancer development in a man. Cancer 53:1974–1977
33. Olsson H, Landing-Olsson M, Gullberg B (1983) Retrospective assessment of menstrual cycle length in patients with breast cancer in patients with benign breast disease and in women without breast disease. J Natl Cancer Inst 70:17–20
34. Peters F, Geisthövel F, Breckwoldt M (1987) Treatment of benign breast disease by dopamine agonists. In: Genazzani AR, Volpe A, Facchetti F (eds) Gynecological Endocrinology. Parthenon, Lancaster, pp 275–283
35. Rannevik G (1987) Endocrinological aspects of benign breast disease. In: Wood C (ed) Benign breast disease: Is it worth treating? Raven Press, Oxford, pp 17–25 (Round table series Royal Society of Medicine Series No. 6)
36. Reed MJ, Cheng RW, Noel CT, Dudley HAF, James VHT (1983) Plasma levels of estron, estronesulfate and estradiol and the percentage of unbound estradiol in postmenopausal women with and without breast disease. Cancer Res 43:3940–3943
37. Schindler AE, Schindler E-M (1986) Ernährung und Karzinomentstehung. In: Schindler AE (Hrsg) Prävention in Gynäkologie und Geburtshilfe. Terramed, Überlingen, S 93–100
38. Schindler AE, Schindler E-M (1989) Gynäkologie und Geburtshilfe in der Praxis. Hippokrates, Stuttgart
39. Secreto G, Recchione C, Miralgia M, Grinolso E, Cavalleri A (1984) High testosterone and low progesterone circulating levels in premenopausal patients with hyperplasia and cancer of the breast. Cancer Res 44:841–844
40. Sherman BM, Korenman SG (1974) Inadequate corpus luteum function: A pathophysiological interpretation of human breast cancer epidemiology. Cancer 33:1306–1309
41. Siiteri PK, Hammond GL, Nisker JA (1981) Increased availability of serum estrogens in breast cancer, a new hypothesis. In: Pike MC, Siiteri PK, Walsh CW (eds) Hormones and Cancer. (Banbury Report No. 8, Cold Spring Harbour Laboratories) pp 87–101
42. Sitruk-Ware R, Clair F, Sterkers N, Ulmann A, Mauvais-Jarvis P (1987) Prolactin secretion in benign breast diseases. Gynecol Endocrinol 1:195–200
43. Thomas BS (1983) Thyroid function and breast disease. In: Bulbrook RD, Taylor DJ (eds) Commentaries on Research in breast disease, vol 3. Liss, New York, pp 34–60
44. Trichopoulos D, Hsieh Ch, MacMahon B, Lin T, Lowe CR, Mirra AP, Ravnihar B, Sallar EJ, Valakras VG, Yuasa S (1983) Age at any birth and breast cancer risk. Int J Cancer 31:701–704
45. Trichopoulos D, MacMahon B, Cole P (1972) Menopause and breast cancer risk. J Natl Cancer Inst 48:605–613
46. Vihko R, Apter D (1984) Endocrine characteristics of adolescent menstrual cycles: Impact of early menarche. J Steroid Biochem 20:231–236
47. Vorherr H (1986) Fibrocystic breast disease: Pathophysiology, pathomorphology, clinical picture and management. Am J Obstet Gynecol 154:161–179
48. Walsh PV, McDicken IW, Bulbrook RD, Moore JW, Taylor WH, George WD (1984) Serum estradiol and prolactin concentrations during the luteal phase in women with benign breast disease. Eur J Cancer Clin Oncol 20:1345–1351
49. Wang DY, Fentinam IS (1985) Epidemiology and endocrinology of benign breast disease. Breast Cancer Res Treat 6:5–36
50. Wingrave S (1982) Progestogen effects and their relationship to lipoprotein changes. In: A report on the oral contraception study of the Royal College of General Practitioners. Obstet Gynecol Scand [Suppl] 10:33–36

# Diagnostik und Therapie der Ovarialinsuffizienz

G. Tscherne

Ovarialinsuffizienz bedeutet im gegenständlichen Rahmen das Fehlen oder eine hochgradige Verminderung der Östrogenproduktion. Als Konsequenz ergibt sich die Notwendigkeit der Substitution nach dem Prinzip, daß ein Hormonmangel bedingt durch Insuffizienz eines endokrinen Organs ausgeglichen werden muß. Voraussetzung für die Erfüllung dieser Forderung ist das Erkennen derartiger Östrogenmangelzustände und ihre richtige Bewertung.

Ursächlich kann eine Ovarialinsuffizienz gonadal oder zentral bedingt sein. Demnach tritt sie als ovarielle, hypophysäre oder schwere hypothalamische Amenorrhö in Erscheinung. Die entsprechenden klinischen Ausprägungen stellen die Indikationen zu einer östrogenen Substitutionsbehandlung dar, sie sind in der folgenden Übersicht zusammengefaßt.

1. Primäre Ovarialinsuffizienz:
   - Gonadendysgenesien,
   - Ovarialhypoplasie,
   - prämature Menopause,
   - beidseitige Ovarektomie.
2. Zentral bedingte Ovarialinsuffizienz:
   - hypophysäre Amenorrhö,
   - schwere hypothalamische Amenorrhö.
3. Postmenopause.

Nach Darstellung der wichtigsten grundlegenden Aspekte betreffend Diagnostik und Therapie wird auf einzelne Formen von Ovarialinsuffizienz und ihre Besonderheiten einzugehen sein, wobei die an anderer Stelle abgehandelte Postmenopause ausgeklammert bleibt. Zur detaillierten Information darf auf Publikationen hingewiesen werden, die in den letzten Jahren erschienen sind (Breckwoldt et al. 1981, Lauritzen 1987, Runnebaum u. Rabe 1987, Tscherne u. Urdl 1985).

## Grundlagen der Diagnostik

Am Beginn der Abklärung einer Amenorrhö stehen Anamnese und Beurteilung des klinischen Bildes. Bei primärem Ausbleiben einer Blutung sollte bereits ab dem vollendeten 15. Lebensjahr auf etwaige Anomalien betreffend Genitale und Erscheinungsbild untersucht werden. So kann frühzeitig eine eventuell notwendige weitere Diagnostik veranlaßt werden. Bei sekundärer Amenorrhö sind differenzierende diagnostische Maßnahmen angezeigt, wenn sie länger als 6 Monate bestehen bleibt.

Eine *Basishormonanalyse,* bestehend aus radioimmunologischer Bestimmung von LH, FSH, Prolaktin, Östradiol und Testosteron im Serum, erlaubt bereits eine gute Orientierung. Für die Ovarialinsuffizienz signifikant sind sehr niedrige Östradiolwerte. Der einfach durchzuführende *Gestagentest* (am besten in Form einer peroralen Verabreichung von 10 mg Medroxyprogesteronazetat oder Medrogeston tgl. während 10 Tagen) ist zur Beurteilung des Ausmaßes einer Insuffizienz und damit des Schweregrades einer Amenorrhö hervorragend geeignet. Bei positivem Ausfall zeigt die eingetretene Blutung an, daß es zu einer ausreichenden Proliferation des Endometriums durch endogene Östrogene gekommen ist. Bei Östradiolwerten unter 20 pg/ml ist keine wesentliche Proliferation mehr gegeben, der Gestagentest bleibt negativ. Aufgrund dieser Aussage ist sein primärer Einsatz zur Bewertung einer Amenorrhö sehr aufschlußreich.

Zur differentialdiagnostischen Basisuntersuchung gehört auch die Beurteilung der Schilddrüsenfunktion und die radiologische Untersuchung der Sella turcica. Die Notwendigkeit weiterführender diagnostischer Maßnahmen ergibt sich aus dem jeweiligen klinischen Bild und den Ergebnissen der Basisuntersuchung. Sie umfassen differenziertere Hormonbestimmungen, hormonelle Funktionstests, zytogenetische Untersuchung, Laparoskopie, bildgebende Verfahren wie spezielle Röntgenuntersuchungen, Sonographie, Computertomographie sowie psychische Exploration, ophthalmologische, internistische und neurologische Untersuchungen.

## Grundlagen der Therapie

Ziel einer *Substitutionsbehandlung* bei Ovarialinsuffizienz ist die Beeinflussung etwaiger bestehender Symptome, vor allem aber die Prävention von Langzeitfolgen eines persistierenden Östrogenmangelzustandes. Das sind Auswirkungen an extragenitalen Erfolgsorganen wie Haut, Schleimhäuten, Haaren und Brust, atrophische Veränderungen im Bereich des Genitale, kardiovaskuläre Schäden im Sinne der Atherosklerose und vor allem die durch Östrogenmangel bedingte Osteoporose. Der Östrogenersatz ist als Langzeitbehandlung durchzuführen, unter Anwendung der niedrigsten wirksamen Dosis und in Kombination mit Progestagenen in zyklischer Form. Dadurch sind regelmäßige Abbruchblutungen aus einem sekretorisch umgewandelten Endometrium gewährleistet. Eine permanente Östrogenwirkung auf die

Gebärmutterschleimhaut, die als Risiko hinsichtlich adenomatöser Hyperplasie und Endometriumkarzinom angesehen werden muß, wird so vermieden.

Substanzen mit östrogener und progestativer Wirksamkeit, die für eine Substitutionsbehandlung in Frage kommen, sind in Tabelle 1 aufgelistet. Konjugierte Östrogene, Östradiolvalerat und mikronisiertes Östradiol sind dem Äthinylöstradiol vorzuziehen. Sie verursachen geringere Nebenwirkungen, belasten die Leber weniger, eine negative Beeinflussung von Stoffwechsel und Blutgerinnung ist kaum gegeben. Die Dosierung ist der klinischen Wirkung auf Symptome anzupassen, zur Prävention der Osteoporose genügen Mengen in der vergleichbaren Größenordnung von 0,625 mg konjugierten Östrogenen als Tagesdosis. Von den Gestagenen sind Derivate des 17α-Hydroxyprogesterons gegenüber denen von 19-Nortestosteron betreffend Androgenität und Wirkung auf den Lipidstoffwechsel vorteilhafter.

Im allgemeinen wird die perorale Applikation bevorzugt; geeignet sind zweiphasisch aufgebaute Kombinationspräparate wie Cyclo-Progynova (Schering) (Cyclacur)*, Trisequens (Novo), Presomen comp. (Kali-Chemie) (Premarin + Colpron, Ayerst). Eine intramuskuläre, subkutane und perkutane Verabreichung von Östrogenen ist dem besonders gelagerten Einzelfall vorbehalten. Die transdermale Applikation stellt besonders dann eine Alternative dar, wenn der First-pass-effect auf die Leber umgangen werden soll oder wenn die perorale Applikation schlecht vertragen wird. Immer aber ist das Prinzip der kombinierten Östrogen-Gestagen-Behandlung zu berücksichtigen, wobei die jeweilige Gestagengabe mindestens 10 Tage erfolgen soll. Für Östriol ist die vaginale Verabreichungsform geeignet, die Indikation stellt in erster Linie die Prävention atrophischer Veränderungen dar, eine prophylaktische Wirkung hinsichtlich Osteoporose ist nicht gegeben.

Unter Berücksichtigung dieser Gesichtspunkte sind Nebenwirkungen und potentielle Risiken einer Substitutionsbehandlung mit Östrogenen als gering anzusehen. Die Verträglichkeit ist im allgemeinen gut. In seltenen Fällen von schwerwiegenden Nebenwirkungen wie starken Kopfschmerzen, Ikterus, bei thromboembolischen Komplikationen muß die Medikation abgebrochen werden. Das thromboembolische Risiko ist bei den empfohlenen Substanzen und Dosierungen nicht erhöht, hinsichtlich des kardiovaskulären Risikos im Sinne der Atherosklerose ergibt sich ein positiver Effekt, der ja auch Ziel der Behandlung ist. Bei Kombination mit Gestagenen besteht kein erhöhtes

**Tabelle 1.** Substanzen zur Substitutionstherapie mit Sexualhormonen

| Östrogene | Progestagene |
|---|---|
| Äthinylöstradiol | 17 α-Hydroxyprogesteronderivate |
| Östradiolvalerat | Medroxyprogesteronazetat |
| Konjugierte Östrogene | Medrogeston |
| Östradiol (mikronisiert) | 19-Nortestosteronderivate |
| Östriol | Norethisteronazetat |
| | Norgestrel |

* Warenzeichen für Cyclo-Progynova in Österreich

Risiko für das Mammakarzinom, für das Endometriumkarzinom ist es sogar vermindert, es ergibt sich eine gewisse Schutzwirkung. Demgemäß bestehen auch kaum mehr Kontraindikationen für eine Substitutionsbehandlung; es sind dies schwere Lebererkrankungen, Cholestase, Porphyrie, manifeste thromboembolische Erkrankungen und schwere Formen von Migräne. Als Kontraindikation werden auch Endometriumkarzinom und Mammakarzinom angeführt; für eine kombinierte Substitutionstherapie bei ausbehandelten Fällen scheint das nicht unbedingt Gültigkeit zu behalten.

Da sich die Langzeittherapie bei frühem Beginn über Jahrzehnte erstrekken kann, empfiehlt sich neben der selbstverständlichen regelmäßigen gynäkologischen Untersuchung eine Überprüfung von Leberfunktion, Blutdruck, Lipid- und Gerinnungsstatus.

## Klinische Erscheinungsformen

### Gonadal bedingte (primäre) Ovarialinsuffizienz

Der gängigen Terminologie entsprechend versteht man unter primärer Ovarialinsuffizienz einen Funktionsverlust, dessen Ursache in den Gonaden selbst gelegen ist. Die Folge ist eine *hypergonadotrope Amenorrhö,* im WHO-Schema als Gruppe III geführt. Charakteristisch sind erhöhte FSH- und auch LH-Werte bei sehr niedriger Östradiolausscheidung. Je nach der altersbezogenen Manifestation der Ovarialinsuffizienz tritt sie als primäre oder sekundäre Amenorrhö in Erscheinung. Bei 10–15% aller Amenrrhöen liegt eine primäre Ovarialinsuffizienz zugrunde.

#### *Primäre hypergonadotrope Amenorrhö*

Die häufigste Ursache sind *Gonadendysgenesien.* Bei allen Formen, bei denen kein funktionstüchtiges Ovarialgewebe entwickelt ist, sondern lediglich bindegewebige Leisten im Sinne von Streakgonaden vorliegen, findet man das Bild eines *hypergonadotropen Hypogonadismus.* Auch im Falle einer Ovarialhypoplasie, die mit einem Funktionsverlust noch vor der Menarche einhergeht, manifestiert sich eine primäre hypergonadotrope Amenorrhö. Dazu kommen Noxen jeglicher Art, die einen Funktionsverlust der Ovarien im Sinne einer vorzeitigen Menopause verursachen können, wenn sie entsprechend früh wirksam werden. Ein angeborenes Fehlen der Gonaden überhaupt ist außerordentlich selten.
*Diagnostik:* Zur Diagnose „Gonadendysgenesie" führen Anamnese, Beurteilung des körperlichen Erscheinungsbildes, der Sexualentwicklung und des Genitalbefundes, Hormonanalyse und zytogenetische Untersuchung. Eine primäre hypergonadotrope Amenorrhö sollte früh erkannt und differenziert werden, um rechtzeitig über Behandlungsstrategien entscheiden zu können. Bei Fehlen von erkennbaren Symptomen, die auf eine Gonadendysgenesie hinweisen, führen nur die mangelnde Sexualentwicklung und das Ausbleiben

**Tabelle 2.** Karyotypen des Turner-Syndroms

| | | |
|---|---|---|
| Monosomie X | 45,X | 55% |
| Mosaike | 45,X/46,XX | |
| | 45,X/47,XXX | |
| | 45,X/46,XX/47,XXX | |
| Isochromosom X | 46,Xi(Xq) | 45% |
| Deletion X | 46,X,del(Xp) | |
| | 46,X,del(Xq) | |
| Ring X | 46,X,r(X) | |

der Regelblutung, also die Abklärung der primären Amenorrhö, zum Ziel. Im Falle erhöhter FSH-Werte ist unbedingt eine Chromosomenanalyse zu veranlassen. – Die häufigste Form einer Gonadendysgenesie ist das sogenannte Turner-Syndrom. Die zugrundeliegende Chromosomenanomalie ist typischerweise das Fehlen eines X-Chromosoms; in fast der Hälfte der Fälle finden sich aber verschiedene Mosaike oder strukturelle Veränderungen eines X-Chromosoms (Tabelle 2). Seltener sind reine Gonadendysgenesien mit einem männlichen Chromosomensatz 46,XY (Swyer-Syndrom) oder auch mit einem normal weiblichen Karyotyp sowie weitere Formen mit verschiedensten chromosomalen Mosaikstrukturen. Differentialdiagnostisch ist eine Laparoskopie mit Gonadenbiopsie nur dann notwendig, wenn zytogenetische und histologische Untersuchung von Gonadengewebe eine weitere Klärung bringen kann. Neben der obligaten Bestimmung des Knochenalters sind je nach den Gegebenheiten weitere spezielle radiologische Untersuchungen zu veranlassen.
*Therapie:* Ziel der hormonellen Substitutionsbehandlung ist zunächst die Beeinflussung des körperlichen Erscheinungsbildes und der Sexualentwicklung, in der Folge die Verhinderung der langzeitlichen negativen Auswirkungen des Östrogenmangels. Mit der Behandlung sollte möglichst früh begonnen werden, für die initiale Phase gibt es verschiedene Strategien und Regime, um eine optimale Sexualentwicklung mit größtmöglichem Längenwachstum zu erreichen. Die anschließende Langzeitbehandlung, die über Jahrzehnte aufrecht erhalten werden muß, ist mit den geeigneten Östrogenen in niedriger Dosierung und in Kombination mit Progestagenen entsprechend den angegebenen Richtlinien durchzuführen.

### *Sekundäre hypergonadotrope Amenorrhö – prämature Menopause*

Die prämature Menopause ist definiert als Verlust der Ovarialfunktion vor dem 35. Lebensjahr. Eine vorzeitige Regression des Follikelapparates führt zu einem progredienten Absinken bis zum Verlust der Östrogenproduktion. Die möglichen Ursachen, selbstverständlich zählt dazu auch die beidseitige Ovarektomie, sind in Tabelle 3 zusammengefaßt. Derartige Formen von Amenorrhö werden durch verbesserte Diagnostik häufiger erkannt, sind aber auch absolut im Zunehmen begriffen. Verantwortlich dafür ist eine Zunahme von Immunerkrankungen, von onkologischen Behandlungen und von toxischen

**Tabelle 3.** Ursachen der prämaturen Menopause

| |
|---|
| Genetisch |
| Chromosomenanomalien |
| Immunologisch |
| Autoimmunerkrankungen |
| Defektes Immunsystem |
| Iatrogen |
| Chemotherapie, Irradiatio |
| Toxische Schädigung |
| Ovarektomie beidseits |
| Parenchymaufbrauchende Ovarialzysten |
| Idiopathisch |

Einflüssen aus der Umwelt. In einem hohen Prozentsatz der Fälle bleibt die Ursache auch bei differenzierter Diagnostik unbekannt. In einem eigenen Kollektiv von 43 Patientinnen im Alter von 16–34 Jahren mit prämaturer Menopause war nur in 13 Fällen die Ursache faßbar. Es handelte sich um Chemotherapie und Irradiation bei Hämoblastosen, Chromosomenanomalien und Einzelfälle wie thyreostatische Behandlung, tuberkulostatische Therapie, Myasthenia gravis.

*Diagnostik:* Das Leitsymptom ist die sekundäre Amenorrhö, begleitet von mehr oder weniger ausgeprägten Beschwerden im Sinne des Postmenopausesyndroms, daher auch die Bezeichnung Climacterium praecox. Die abklärende *Hormonanalyse* ergibt den chrakteristischen Befund der hypergonadotropen Amenorrhö, also stark erhöhtes FSH, erhöhtes LH und niedriges Östradiol. Diese endokrine Situation ist zu überprüfen. Für eine endgültige Diagnose sollten 3 zeitlich auseinanderliegende Hormonbestimmungen vorliegen. Bei Östradiolwerten unter 20 pg/ml bleibt der *Gestagentest* negativ. Die *zytogenetische Untersuchung* dient zum Ausschluß chromosomaler Anomalien. Bei zunächst nicht faßbarer Ursache sind *immunologische Abklärungen* soweit wie möglich zu veranlassen. Eine Laparoskopie mit *Gonadenbiopsie* ist nur dann indiziert, wenn es darum geht, festzustellen, ob noch Ovarialparenchym mit Follikeln vorhanden ist. Die Abgrenzung gegenüber dem seltenen Befund eines *„resistant ovary syndrome“* (hyposensitive Ovarien, gonadotropinresistentes Ovarsyndrom) kann einfacher mittels Sonographie getroffen werden, der in diesen Fällen vorhandene Follikelapparat ist erkennbar. – Der typische histologische Befund bei prämaturer Menopause ist fibrosiertes Stroma ohne Follikel, aber auch mit einzelnen ruhenden Follikeln. Die Voraussage betreffend möglicher Restitution einer Funktion ist aber aus einer Biopsie sehr problematisch (Abb. 1). Wenn mit einer Wiederherstellung der Ovarialfunktion theoretisch gerechnet werden kann, ist die endokrine Situation durch zumindest jährliche Überprüfung der FSH- und Östradiolwerte zu kontrollieren. Das sollte in einem behandlungsfreien Intervall von mindestens 4 Wochen geschehen, weil es auch unter einer Substitutionstherapie mit niedrig dosierten Kombinationspräparaten zu einer mehr oder weniger ausgeprägten Suppression der Gonadotropine kommt (Abb. 2).

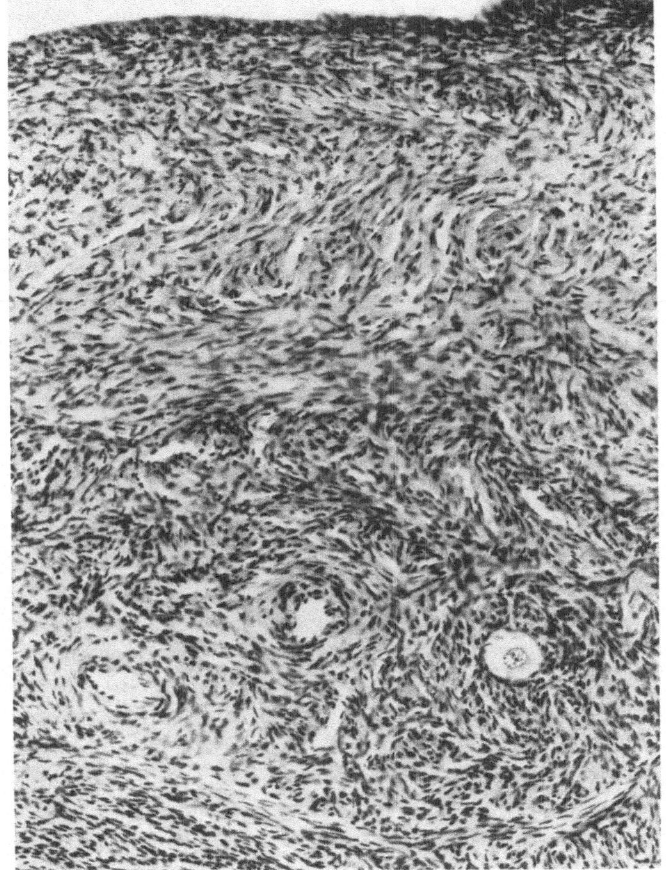

**Abb. 1.** Pat. K. K., 27a. Sekundäre hypergonadotrope Amenorrhö. Ursache nicht faßbar. Ovarialbiopsie: Histologisch fibrosiertes Stroma mit vereinzelten Primordialfollikeln. Substitutionsbehandlung mit Östradiolvalerat + Norgestrel (Cyclacur). Nach einem Jahr Gravidität. Geburt eines gesunden Kindes.

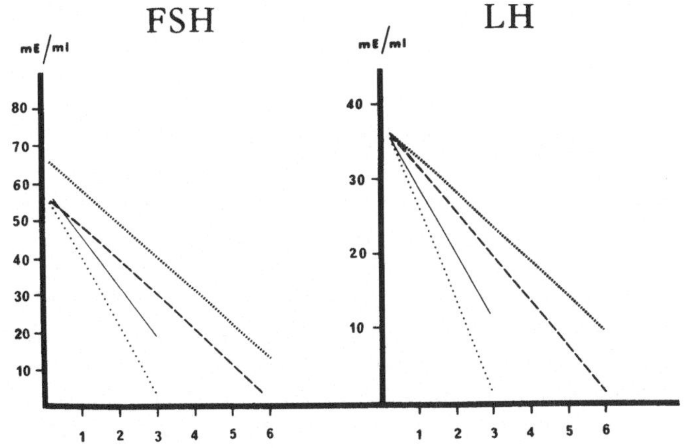


**Abb. 2.** Suppression der Gonadotropine unter Substitutionsbehandlung bei sekundärer hypergonadotroper Amenorrhö. Pat. K. R., 19a. Östradiolvalerat 2 mg + Norgestrel 0,5 mg (Cyclacur), Kontrolle im dritten Behandlungszyklus. —— Pat. T. C., 30a. Cyclacur. Kontrolle im dritten Behandlungszyklus. ····· Pat. W. S., 16a. Cyclacur. Kontrolle im sechsten Behandlungszyklus. – – – Pat. L. A., 17a. Estradiol 2 mg + Estriol 1 mg + Norethisteronazetat 1 mg (Trisequens), Kontrolle im sechsten Behandlungszyklus. .......

**Tabelle 4.** Beispiele primärer Ovarialinsuffizienz als Folge onkologischer Behandlung bei jungen Mädchen. (*KMT* Knochenmarkstransplantation, *A.* Amenorrhö)

M. B., 14 J.: Leukämie; KMT, Chemotherapie; primäre A.
Sch. P., 14 J.: Lymphosarkom; Irrad., Chemotherapie; primäre A.
L. H., 14 J.: Teratokarzinom; Op., Chemotherapie; sekundäre A.
W. S., 16 J.: Leukämie; KMT, Chemotherapie; sekundäre A.
L. A., 17 J.: Leukämie; KMT, Chemotherapie; sekundäre A.

*Therapie:* Ziel der Substitutionsbehandlung ist die Beeinflussung bestehender „klimakterischer" Beschwerden und die Prävention von Langzeitfolgen durch den Östrogenmangel. In jedem Fall des vorzeitigen Verlustes der Ovarialfunktion (s. Tabelle 3) ist die Östrogensubstitution als Langzeitbehandlung durchzuführen, in niedriger Dosierung und in Kombination mit Progestagenen.

Die Prognose hinsichtlich weiterer Fertilität muß bei eindeutiger hypergonadotroper Amenorrhö negativ gestellt werden. Allerdings gibt es Berichte über Schwangerschaften, die im Verlauf einer Substitutionsbehandlung eingetreten sind. Im Falle von genetischen Störungen mit chromosomalen Anomalien kann zunächst noch funktionstüchtiges Ovarialparenchym vorhanden sein, die berichteten Schwangerschaften bei Turner-Syndrom sind der Beweis dafür. Bei prämaturer Menopause durch exogene Einflüsse stellt sich die Frage der Reversibilität. Abhängig von Art und Ausmaß der verursachenden Noxe kann es in einzelnen Fällen zu einer Restitution der Ovarialfunktion kommen. Im eigenen Bereich sind 3 Patientinnen mit sekundärer hypergonadotroper Amenorrhö im Verlauf einer Substitutionsbehandlung schwanger geworden (s. auch Abb. 1). Diese Problematik gewinnt besondere Bedeutung, weil zunehmend Mädchen und junge Frauen nach erfolgreicher onkologischer Therapie von der Situation des Verlustes der Ovarialfunktion betroffen sind (Tabelle 4). Ein Parameter für die Beurteilung des Verlaufes ist die langzeitige Überprüfung der endokrinen Situation in der angegebenen Form. Auch bei „resistant ovary syndrome" sind unter Substitutionstherapie, aber auch nach hochdosierter Gonadotropinbehandlung Schwangerschaften mitgeteilt worden.

## Zentral bedingte Ovarialinsuffizienz

Ein Funktionsverlust an sich normaler Ovarien kann zustande kommen, wenn die Stimulierung durch das übergeordnete hypothalamisch-hypophysäre System zum Erliegen kommt. Verantwortlich dafür sind organische Noxen oder funktionelle Störungen auf dieser Ebene. Die Folge ist eine *hypogonadotrope Amenorrhö,* die vorwiegend sekundär in Erscheinung tritt. Im WHO-Schema ist sie als Gruppe I geführt, bei Tumor als Gruppe VII. Charakteristisch sind sehr niedrige Werte für FSH, LH und Östradiol. Bei anhaltendem ausgeprägtem Östrogenmangelzustand ist auch in diesen Fällen eine Substitutionsbehandlung indiziert, um Spätschäden zu verhindern. Da Hypothalamus und Hypophyse funktionell eine Einheit bilden, sind Störungen nicht immer eindeutig einer der Ebenen zuzuordnen. Die Hyperprolaktinämie, die eigentlich auch über eine hypothalamische Beeinträchtigung der pulsatilen GnRH-Sekretion zur Störung der Ovarialfunktion führt, ist hier nicht berücksichtigt; sie ist in ihrer gesamten Problematik eigenständig. Auch andere Endokrinopathien sind differentialdiagnostisch abzuklären.

*Hypophysäre Amenorrhö*

Organische Läsionen wie raumfordernde Prozesse im Bereich der Hypophyse und Folgezustände ihrer operativen oder radiologischen Therapie sind mögliche Ursachen eines partiellen oder kompletten Ausfalls der Hypophysenfunktion. Es handelt sich dabei um alle Formen von Adenomen, aber auch um Kraniopharyngeome und andere zerebrale Tumoren. Dazu kommen entzündliche und traumatische Läsionen. Im Falle eines Panhypopituitarismus sind sämtliche endokrine Achsen betroffen. Der durch die Einschränkung der glandotropen Wirkung auf die abhängigen endokrinen Organe resultierende Hormonmangel muß ausgeglichen werden. Betreffend die Sexualsteroide ist eine Behandlung mit Östrogen-Gestagen-Kombinationen einzuleiten und als Langzeittherapie aufrechtzuerhalten. In diesem Zusammenhang ist auch das Sheehan-Syndrom anzuführen, das allerdings sehr selten geworden ist. Das Kallmann-Syndrom, charakterisiert durch einen hypogonadotropen Hypogonadismus mit Anosmie, ist ursächlich eine hypothalamische Form, weil ein kongenitaler GnRH-Mangel zugrunde liegt. Eine Substitutionsbehandlung ist zur Induktion von Sexualentwicklung und Blutungen notwendig und als Langzeittherapie weiterzuführen. Im Falle von Kinderwunsch ist eine pulsatile GnRH-Behandlung aussichtsreich.

*Schwere hypothalamische Amenorrhö*

Neben organischen Läsionen sind es vor allem funktionelle Störungen, die vom hypothalamischen Bereich aus eine Beeinträchtigung der Ovarialfunktion verursachen können. Durch ein Auslöschen des pulsatilen Sekretionsmusters des GnRH kommt es zu einer hypothalamischen Amenorrhö unterschiedlichen Schweregrades. Durch die mangelhafte gonadotrope Stimulation der Ovarien kann die Östrogenproduktion so weit absinken, daß der Gestagentest negativ wird. Eine derartige schwere hypothalamische Amenorrhö läßt sich mittels GnRH-Tests noch weiter differenzieren, was im Hinblick auf die Voraussage des Verlaufs von Wichtigkeit ist. Bei längerem Andauern muß eine Substitutionsbehandlung zum Ausgleich des Östrogendefizits eingeleitet werden. Das gilt auch für junge Patientinnen, weil Folgen wie Abnahme der Knochenmasse später bei Eintritt in die Postmenopause als schlechtere Ausgangssituation negativ zu Buche schlagen. Daher sollte mit einer Östrogen-Gestagen-Substitution begonnen werden, wenn eine derartige Amenorrhö länger als ein halbes Jahr anhält. Die Dauer der Therapie richtet sich nach dem

Verlauf; solche funktionelle Amenorrhöen sind ja im Prinzip reversibel. Die Problematik hat beträchtliche Bedeutung gewonnen, weil Amenorrhöen bei psychogenen Streßsituationen und insbesondere bei sportlicher Betätigung und im Zusammenhang mit starkem Gewichtsverlust an Frequenz zugenommen haben.

*Amenorrhö bei Leistungssport:* Rund ein Drittel der Mädchen und jungen Frauen, die ausdauerbelastenden Leistungssport ausüben, sind amenorrhoisch. Es handelt sich vorwiegend um sekundäre Amenorrhöen. Bei sehr frühem Beginn extremer sportlicher Tätigkeit kann es zu einem Hinausschieben der Sexualentwicklung kommen, mit einem Ausbleiben der altersgemäßen Menarche. Prädestiniert sind Sportarten wie Turnen, Lang- und Mittelstrekkenlauf, Tennis, aber auch Balettanz und Jogging (Wolf et al. 1986). Die Ursachen der hypothalamischen Funktionsbeeinträchtigung liegen in den physischen und psychischen Belastungssituationen. Durch Störungen im zentralen Neurotransmittersystem kommt es zu einer Hemmung der pulsatilen GnRH-Sekretion. Die Prognose ist im allgemeinen gut, d.h. es kommt nach Beendigung der ursächlichen Belastung zu einer Restitution der Ovarialfunktion. Bei Andauern des Östrogenmangelzustandes sind nachteilige Folgen zu erwarten: So wurde bei jungen Athletinnen mit Amenorrhö ein Verlust an Knochenmasse in Wirbelkörpern beobachtet (Drinkwater et al. 1984). Daher sollte mit einer Östrogen-Gestagen-Behandlung begonnen werden, wenn eine derartige Amenorrhö über ein halbes Jahr hinaus bestehen bleibt. Da die Möglichkeit der Restitution jederzeit gegeben ist, kann im Falle des Wunsches nach sicherer Kontrazeption auch eine Mikropille neuerer Generation zur Anwendung gelangen. Über diese Zusammenhänge sollten die Betroffenen eingehend aufgeklärt werden.

*Amenorrhö bei Anorexia nervosa:* Das häufige Krankheitsbild der Anorexia mentalis geht gewöhnlich mit einer schweren hypothalamischen Amenorrhö einher. Durch Gewichtsabfall und psychische Veränderungen kommt es über eine Änderung des Neurotransmitterstoffwechsels im Gehirn zu einem präpubertalen Sekretionsmuster von LH und einer insuffizienten Stimulierung der Ovarien mit starkem Abfall der Östrogenproduktion. Analog der Problematik bei vergleichbaren Situationen anderer Ursache ist auch in diesen Fällen bei längerem Andauern eine Substitutionsbehandlung zu fordern, um so mehr, als die Prognose betreffend Reversibilität nicht so positiv gestellt werden kann. Diese Strategie einer Hormonbehandlung steht in gewissem Gegensatz zu den bisherigen Vorstellungen und Empfehlungen und stößt auch auf Schwierigkeiten, weil die Motivation zu einer Substitutionsbehandlung mit der Konsequenz von Entzugsblutungen von den betroffenen Mädchen aus nur bedingt gegeben ist. Zur psychosomatischen und psychologischen Betreuung solcher Patientinnen muß in Zukunft auch gehören, daß die Einsicht zur Notwendigkeit einer Behandlung mit dem Ziel der Vermeidung von Spätschäden durch den Östrogenmangel gefördert wird.

## Literatur

Breckwoldt M, Siebers JW, Müller U (1981) Die primäre Ovarialinsuffizienz. Gynäkologe 14:2

Drinkwater BL, Nilson K, Chesnut Ch et al. (1984) Bone mineral content of amenorrheic and eumenorrheic athletes. N Engl J Med 311:5

Lauritzen C (1987) Gynäkologische Endokrinologie. Urban & Schwarzenberg, München Wien Baltimore

Runnebaum R, Rabe T (1987) Gynäkologische Endokrinologie. Springer, Berlin Heidelberg New York Tokyo

Tscherne G, Urdl W (1985) Amenorrhoe. In: Burghardt E (Hrsg) Spezielle Gynäkologie und Geburtshilfe. Springer, Wien New York

Wolf AS, Grünert M, Sir-Petermann T, Benz R (1986) Leistungssport und Zyklusfunktion. Fertilität 2:65

# Differenzierte Anwendung von oralen Kontrazeptiva

# Die Bedeutung der Östrogendosis und der Art des Gestagens

M. Mall-Haefeli

Ovulationshemmer enthalten synthetische Östrogene und Gestagene. In den heute gebräuchlichen Präparaten sind vorwiegend 2 Östrogene, nämlich das Äthinylöstradiol und das Mestranol, enthalten. Eine nicht geringe Anzahl von Gestagenen mit verschiedener chemischer Struktur werden weltweit verwendet. Noch vor Jahren wurde die Wirkung der beiden Östrogene – Äthinylöstradiol und Mestranol – im Verhältnis 2:1 beurteilt. Heute ist man der Ansicht, daß beide Östrogene gleich wirksam sind (Franchimont et al. 1972, Goldzieher et al. 1975a, b, c, Teter u. Stupnicki 1971).

Mestranol, der Methyläther des Äthinylöstradiols, wird in der Leber in Äthinylöstradiol abgebaut, indem er seine Methylgruppe abspaltet. Bedingt durch diesen Vorgang tritt die Wirkung von Mestranol etwas später ein als beim Äthinylöstradiol. Bei beiden Substanzen bewirkt die tägliche Dosis von 50 μg ein Plateau der endometrialen Proliferation. Kein Unterschied findet sich bei beiden Substanzen bei der Suppression der Gonadotropine (Ovulationshemmdosis). Da Mestranol in der Leber umgewandelt werden muß, um aktiv zu werden, ist eine Beeinflussung seiner Wirkung lediglich in dieser Phase möglich. Nach unseren eigenen Untersuchungen kann im Einzelfall diese Aktivierung in gewissem Ausmaß gehemmt werden.

Die synthetischen Gestagene leiten sich von 3 verschiedenen Stoffgruppen ab, den 19-Nortestosteronen mit ihren östrogenen und androgenen Partialwirkungen, den Progesteronderivaten, die eine geringe anabole und schwach antiöstrogene und eine stärkere antiandrogene Eigenschaft aufweisen, den Retrosteroiden, die eine andere sterische Konfiguration als das Progesteron besitzen und deshalb zu schwach wirksam sind, um in den Ovulationshemmern Verwendung zu finden.

Die sog. 4. Generation der synthetischen Gestagene sind wiederum Abkömmlinge der 19-Nortestosterone. Diese zeigen infolge unterschiedlicher Strukturveränderungen eine Wirkungsdissoziation zugunsten einer vermehrten Gestagen- und einer verminderten Androgenpotenz.

Es ist seit langem bekannt, daß Gestagene nur in ihren einzelnen Potenzen miteinander vergleichbar sind, z.B. Ovulationshemmdosis, Transformationsdosis, die Menstruationsverschiebungsdosis etc. Es ist jedoch nicht erlaubt, die sich daraus ergebenden Schlüsse auf Östrogen-Gestagen-Kombinationen zu übertragen, da sich die beiden Komponenten, wie schon gesagt, gegenseitig beeinflussen können; z.B. kann sich der östrogene Partialeffekt eines synthetischen Gestagens mit der Östrogendosis summieren, umgekehrt kann die synergistische Wirkung der Östrogene die Gestagenpotenz verändern.

Um die eigentliche Wirkung der Östrogen- und Gestagendosen voneinander abzugrenzen, haben wir Präparate, die alle dasselbe Östrogen und Gestagen in verschiedener Dosierung enthalten, auf ihre Wirksamkeit überprüft.

Es wurden 108 junge gesunde Frauen in eine kontrollierte endokrinologische Studie aufgenommen, um die Wirkung der unterschiedlichen Östrogen- und Gestagendosen auf die hypothalamo- hypophysäre-ovarielle Achse zu untersuchen.

Tabelle 1 zeigt die Zusammensetzung der 4 verwendeten Ovulationshemmer.

Tabelle 2 gibt eine Übersicht über die Anzahl der Patientinnen in den 4 Präparategruppen und über ihre Altersverteilung.

Jeweils zwischen dem 21. und 23. Zyklustag vor der Behandlung sowie im 1. Zyklus nach Absetzen des jeweiligen Kontrazeptivums wurde ein i.v.-GnRH-Test mit 50 µg Wirkstoff durchgeführt, desgleichen während der Behandlung im 3. und im 6. Behandlungszyklus. Die Parameter waren:

- LH,
- FSH,
- Prolactin,
- $E_2$,
- Progesteron,
- SHBG,
- Testosteron,
- freies Testosteron,
- DHEA-S.

**Tabelle 1.** Zusammensetzung der Präparate

| | |
|---|---|
| CTR 10 | 21 Tabl. à 20 µg Äthinylöstradiol + 150 µg Desogestrel |
| Marvelon* | 21 Tabl. à 30 µg Äthinylöstradiol + 150 µg Desogestrel |
| CTR 14 | 7 Tabl. à 40 µg Äthinylöstradiol + 25 µg Desogestrel<br>+ 14 Tabl. à 30 µg Äthinylöstradiol + 125 µg Desogestrel |
| Oviol** | 7 Tabl. à 50 µg Äthinylöstradiol<br>+ 15 Tabl. à 50 µg Äthinylöstradiol + 125 µg Desogestrel |

**Tabelle 2.** Altersangaben. (Soziomed. Dienst, Univ. Fr. Kl. Basel 1986)

| | CTR 10 | Marvelon | CTR 14 | Oviol |
|---|---|---|---|---|
| Durchschnittsalter | 22,76 J. | 20,33 J. | 24 J. | 25,6 J. |
| Älteste Patientin | 38 J. | 28 J. | 34 J. | 33 J. |
| Jüngste Patientin | 15 J. | 15 J. | 19 J. | 17 J. |
| Anzahl der Patientinnen | 38 | 33 | 27 | 10 |

* Organon; ** Nourypharma

Bei diesem Vorgehen konnten folgende Resultate erhoben werden:

## LH (Abb. 1)

*CTR 10:* Die basalen und stimulierten LH-Durchschnittswerte sanken während der Behandlung signifikant ab. Vor- und Nachbehandlungszyklen zeigten weder einen Unterschied in den Basalwerten noch in der LH-Reserve. Beide Kontrollwerte waren von den Behandlungswerten signifikant verschieden.

*Marvelon:* Die LH-Konzentrationen waren sowohl basal wie auch stimuliert während der Behandlung signifikant supprimiert.

*CTR 14:* Die basalen LH-Werte zeigten keine signifikanten Unterschiede während der gesamten Beobachtungsperiode von 8 Zyklen. Die Streuung im Nachbehandlungszyklus war hingegen kleiner geworden. Die stimulierten LH-Werte unterschieden sich nicht voneinander, d.h. die Reserve blieb unverändert.

*Oviol:* Das LH basal war lediglich im 3. Behandlungszyklus erniedrigt, im Gegensatz dazu war die Reserve signifikant supprimiert.

## FSH (Abb. 2)

*CTR 10:* Keiner der gemessenen Werte wies während der Behandlung eine signifikante Erniedrigung auf. Es fanden sich ebenfalls keine Konzentrationsunterschiede im Vor- und Nachbehandlungszyklus.

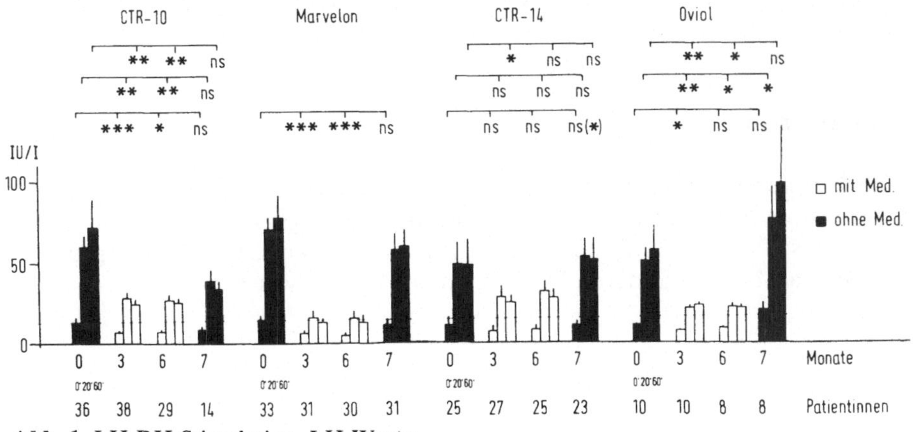


**Abb. 1.** LH-RH-Stimulation, LH-Werte

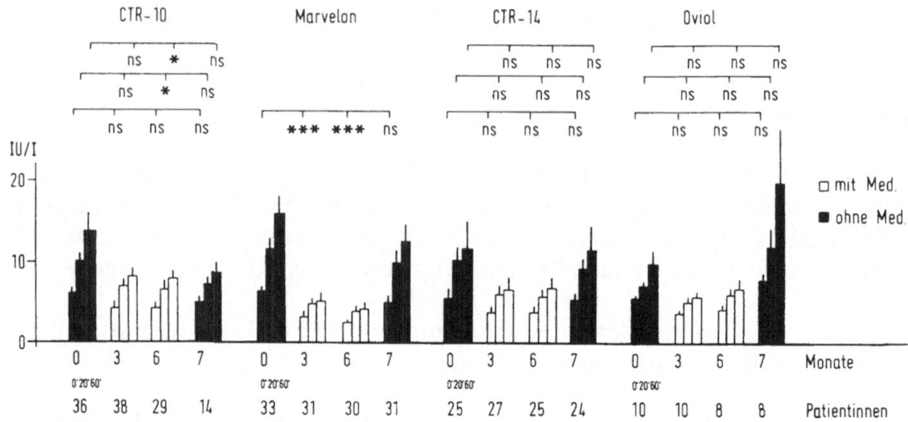


**Abb. 2.** LH-RH-Stimulation, FSH-Werte

*Marvelon:* Das FSH war während der Behandlung sowohl in den Basalwerten wie in der Reserve signifikant erniedrigt. Vor- und Nachbehandlungszyklen wiesen keine signifikanten Unterschiede auf.

*CTR 14:* Das basale FSH sowie die Reserve zeigten weder während der Behandlung noch im Nachbehandlungszyklus signifikante Veränderungen.

*Oviol:* FSH zeigte weder während der Behandlung noch im Nachbehandlungszyklus signifikante Unterschiede.

## Estradiol ($E_2$)

Bei allen 4 Ovulationshemmern war $E_2$ während der Behandlung signifikant supprimiert, während Vor- und Nachbehandlungszyklen sich nicht signifikant unterschieden.

## Progesteron

Während der Behandlung fand sich bei allen 4 Präparaten eine signifikante Suppression, während sich Vor- und Nachbehandlungszyklen nicht voneinander unterschieden. Hingegen konnte vor allem beim CTR 10 eine größere Streuung als bei den anderen Präparaten beobachtet werden.

## Einzelwerte (Tabelle 3)

Beim Betrachten der Einzelwerte von Östradiol und Progesteron fiel auf, daß beim CTR 10 zehn Probandinnen, beim Marvelon zwei und beim CTR 14 vier erhöhte endogene Konzentrationen beider Steroide aufwiesen. Dies ist ein Ausdruck für eine unzureichende Suppression. Obwohl keine Ausreißer vorhanden waren, kann im Hinblick auf die geringe Fallzahl beim Oviol nicht entschieden werden, ob das Präparat zu einer relevanten Suppression geführt hat.

Die erstrebte Wirkung der Ovulationshemmer beruht auf der Ovulationshemmung durch die Hemmung der Gonadotropinsekretion des Hypophysenvorderlappens. Bis heute ist die Frage des primären Angriffspunktes Hypothalamus oder HVL ungeklärt geblieben. Die sog. Ovulationshemmeramenorrhö wurde zunächst als hypothalamische Störung verstanden. Heute nimmt man an, daß die Ovulationshemmer sowohl den Hypothalamus als auch den HVL beeinflussen. Die Unterdrückung der GnRH-Freisetzung erfolgt dabei rasch, innerhalb einiger Tage, während die Verminderung der hypophysären Ansprechbarkeit eine bestimmte Behandlungsdauer erforderlich macht. Aus Analogieschlüssen bei Tierversuchen (Negoro et al. 1973) wird angenommen, daß Östrogene die neuronale Aktivität bestimmter hypothalamischer Zentren erhöhen, während Gestagene eher einen hemmenden Einfluß ausüben.

Östrogene steuern die funktionelle Kapazität der Hypophyse und ändern je nach Konzentration und Einwirkungsdauer deren Ansprechbarkeit hinsichtlich sowohl der Reservekapazität als auch der sofortigen Gonadotropinfreisetzung. Progesteron vermindert die basale und die durch GnRH stimulierte Gonadotropinsekretion im HVL. Norethisteron blockiert die hypophysäre Reaktion im Tierversuch und vermindert die Zahl der LH-produzierenden Zellen, was sich im LH/FSH-Quotienten ausdrückt.

Entsprechend den Untersuchungen von Römmler (1982) ist die Suppression des HVL nach einigen Tagen voll reversibel.

Diese zentrale Hemmung ist sowohl von der im Ovulationshemmer enthaltenen Östrogendosis als auch von der Dosis und Struktur des verwendeten Gestagens abhängig (Mall-Haefeli et al. 1983). Während die Östrogene die Frequenz der LH-Pulsationen beschleunigen und die hypothalamohypophysäre Reserve erhöhen (Yen u. Lein 1976), beeinflussen die Gestagene vermutlich die LH-Abgabe hypothalamisch und hypophysär und scheinen auch die FSH-Sekretion zu modulieren.

Da in 3 Präparaten Desogestrel vom Zyklusbeginn an eingenommen wurde, konnte eine vom Äthinylöstradiol allein abhängige Suppression von

**Tabelle 3.** Ovarielle Suppression

| Präparat | Keine Suppression | Suppression | Gesamt |
|---|---|---|---|
| CTR 10 | 10 | 21 | 31 |
| CTR 14 | 4 | 21 | 25 |
| Marvelon | 2 | 31 | 33 |
| Oviol | 0 | 10 | 10 |

FSH nicht gezeigt werden. Hingegen weisen die Resultate der Untersuchungen mit Oviol darauf hin, daß bei zunächst alleiniger Einnahme von Äthinylöstradiol neben der Suppression von LH auch eine Suppression von FSH eintritt. Beim Vergleich von Marvelon und CTR 10 zeigt sich die dosisabhängige Wirkung von Äthinylöstradiol vorwiegend beim FSH, weniger beim LH, und dies sowohl bei den basalen als auch bei den stimulierten Werten; der Unterschied zwischen beiden Präparaten ist nur bedingt durch die Dosissteigerung von 10 μg Äthinylöstradiol. Die FSH-Werte werden offenbar unterhalb einer kritischen Dosis weniger stark supprimiert.

Es fällt auf, daß die Sequenzpräparate mit einer höheren Gesamtöstrogendosis und niedrigeren Gestagendosen die suppressive Wirkung monophasischer Präparate, insbesondere von Marvelon, besonders in bezug auf FSH, nicht erreichen. Um eine genügende Suppression zu erhalten, muß sowohl die kritische Östrogendosis als auch die Desogestreldosis berücksichtigt werden, andernfalls werden sog. Ausreißer – Probandinnen mit Follikelwachstum und zum Teil mit voll entwickelten lutealen Phasen – beobachtet. Dementsprechend dürften bei den sehr niedrig dosierten monophasischen wie auch bei den Sequenzpräparaten vermehrt Schwangerschaften zu erwarten sein, dies um so eher, wenn das Präparat nicht exakt eingenommen wird.

Gemäß den publizierten Daten von Back und Orme (1977) können auch Umweltfaktoren, gleichzeitig eingenommene Medikamente, Diät und gastrointestinale Störungen die Sicherheit der Ovulationshemmer beeinflussen, was sich bei sehr tief dosierten einphasischen und bei zwei- und dreiphasischen Präparaten stärker auswirken dürfte. Die biochemische Situation, die bei der Einnahme von sehr niedrig dosierten einphasischen, Zwei- und Dreistufenpräparaten entsteht, findet sich auch während der Zyklusreifung in der Adoleszenz.

Für die Anwendung von Ovulationshemmern ist die unterschiedliche Ansprechbarkeit des HVL während des Zyklusverlaufes von großer Wichtigkeit. Unterschiede finden sich auch zwischen den regelmäßigen Zyklen erwachsener Frauen und den reifenden Zyklen der Adoleszenten. Die Ansprechbarkeit des HVL beim jungen Mädchen ist für LH am größten in der späten Zyklusphase, für FSH jedoch zu Zyklusbeginn (Werner-Zodrow et al. 1979). Offenbar besteht noch keine Synchronisation des funktionellen Regelkreises. Die Einnahme von Ovulationshemmern bei immaturen Zyklen wird deshalb entsprechend der Ansprechbarkeit von Hypothalamus und HVL und der Reaktionsfähigkeit des jugendlichen Ovars ganz andere Suppressionsausmaße und endogene Hormonwerte im Behandlungszyklus ergeben als bei der erwachsenen Frau. Auf die Veränderung des LH/FSH-Quotienten während der Ovulationshemmereinnahme wurde bereits früher mehrfach hingewiesen. Die Verschiebung des Quotienten zugunsten von FSH kann zur Follikelreifung und Zystenbildung in den Ovarien führen (Mall-Haefeli et al. 1985).

Es hat sich gezeigt, daß auch eine Erhöhung der Östrogendosis die Patientin nicht vor einer unzureichenden ovariellen Suppression schützt. Hingegen kann bei diesen Frauen eine Therapie durch die Verwendung eines stark supprimierenden Gestagens vorgenommen werden.

Durch die Gabe eines solchen stark supprimierenden Gestagens können diese unerwünschten Vorgänge verhindert werden. Aus der Erfahrung weiß man, daß Patientinnen mit unregelmäßigen Zyklen nach Absetzen der Ovulationshemmer ihr altes Zyklusverhaltensmuster verstärkt zeigen; das früher in der Literatur erwähnte Oversuppressionssyndrom gehört zu diesen Erscheinungen.

Die ganz niedrig dosierten Einphasen- und Zweistufenpräparate rufen diese Veränderungen nicht hervor. Es scheint, daß sie sich für die Ovulationshemmerprophylaxe jugendlicher unreifer Zyklen trotz der erwähnten Nebenerscheinungen besser eignen. Eine Zyklusstörung als Folge der Einnahme von Kontrazeptiva konnte bei diesen Präparaten nur noch selten beobachtet werden. Aufgrund unserer Arbeiten geben wir Jugendlichen mit reifenden Zyklen sehr niedrig dosierte monophasische, in bestimmten Fällen (PCO-Syndrom) auch Zwei- und Dreistufenpräparate, wobei auch hier wiederum das verwendete Gestagen eine ausschlaggebende Rolle spielt (Mall-Haefeli et al. 1984). Beim Auftreten von Unterbauchbeschwerden, Spotting und Brustsymptomen setzen wir die Probandinnen auf monophasische Präparate mit stärker supprimierendem Gestagen um.

Die gelegentlich von mehreren Autoren (Rey, persönliche Mitteilung) postulierte größere Elastizität des jugendlichen Endokriniums könnte schließlich auf die niedrigere Dosierung und den veränderten Zyklusaufbau der heute verwendeten Ovulationshemmer zurückzuführen sein und keinesfalls eine Eigenschaft per se darstellen.

Das Wissen über die unterschiedliche Wirkung verschieden dosierter Östrogene und Gestagene führt zu einer Verbesserung in der Anwendung von Ovulationshemmern, insbesondere wenn darauf geachtet wird, auf welches vorbestehende Zyklusmuster die verwendeten Steroidkomponenten ihre Wirkung entfalten.

## Literatur

Back DJ, Orme MLE (1977) Drug interactions with oral contraceptive steroids. Prescribers' J 17:6

Briggs MH, Briggs M (1976) Molecular biology and oral contraception. N Z Med J 83:257–261

Franchimont P, Legros JJ, Meurice J (1972) Effect of several estrogens on serum gonadotropin levels in postmenopausal women. Horm Metab Res 4:288–292

Goldzieher JW, Maqueo M, Chenault CB, Woutersz TB (1975a) Comparative studies on the ethinyl estrogens used in oral contraceptives. I. Endometrial response. Am J Obstet Gynecol 122:615–618

Goldzieher JW, de la Pena A, Chenault CB, Woutersz TB (1975b) Comparative studies of the ethinyl estrogens used in oral contraceptives. II. Antiovulatory potency. Am J Obstet Gynecol 122:619–624

Goldzieher JW, de la Pena A, Chenault CB, Cervantes A (1975c) Comparative studies of the ethinyl estrogens used in oral contraceptives. III. Effect on plasma gonadotropins. Am J Obstet Gynecol 122:625–636

Mall-Haefeli M, Werner-Zodrow I, Huber PR, Darragh A, Lambe R (1983) Effects of various combined oral contraceptives on sex steroids, gonadotropins and SHBG. Ir Med J Vol 76, 6:266–272

Mall-Haefeli M, Werner-Zodrow I, Huber PR (1984) Der kontrazeptive Effekt niedrig dosierter Ovulationshemmer mit verschiedenen Gestagenen. Geburtshilfe Frauenheilkd 44:177–179

Mall-Haefeli M, Werner-Zodrow I, Birkhäuser M, Huber PR (1985) Advantages and disadvantages of low-dose hormonal contraceptive agents. In: Runnebaum B, Rabe T, Kiesel L (eds) Future aspects in contraception. (Proceedings of an International Symposium held in Heidelberg, 5–8 September 1984, Part 2, Female Contraception) MTP, Boston

Negoro H, Visessuwan S, Holland RC (1973) Unit activity in the paraventricular nucleus of female rats at different stages of the reproductive cycle and after ovariectomy, with or without oestrogen or progesterone treatment. J Endocrinol 59:545–558

Römmler A (1982) Hypophyseotrope Wirkungen von Ethinylestradiol und kontrazeptiven Gestagenen. (Vortrag, gehalten am 26. Symposium der Deutschen Gesellschaft für Endokrinologie, Salzburg, 24.–27. 12. 1982)

Teter J, Stupnicki R (1971) A comparative study of the estrogenic potential of two synthetic estrogens (mestranol and ethinylestradiol). Acta Cytol (Baltimore) 15:167–170

Werner-Zodrow I, Mall-Haefeli M, Uettwiller A (1979) Vergleichende biochemische Untersuchungen mit verschieden dosierten Kontrazeptiva. Geburtshilfe Frauenheilkd 39:558–563

Yen SSC, Lein A (1976) The apparent paradox of the negative and positive feedback control system on gonadotropin secretion. Am J Obstet Gynecol 126:942

# Nutzen und Risiko der hormonalen Kontrazeption

H. Kuhl

Seit der Einführung der Ovulationshemmer ist das Urteil über die Risiken und Vorteile der hormonalen Kontrazeption – insbesondere in der Laienpresse – einem ständigen Wechselbad ausgesetzt. Erst in den letzten Jahren hat sich die Ansicht durchgesetzt, daß der Nutzen der oralen Kontrazeption insgesamt deutlich überwiegt, da sie nicht nur die zuverlässigste reversible Methode der Empfängnisverhütung darstellt, sondern auch eine Reihe von gesundheitlichen Vorteilen mit sich bringt. Das zweifellos vorhandene Risiko, vor allem hinsichtlich der Herz-Kreislauf-Erkrankungen, läßt sich bei sorgfältiger Beachtung der Risikofaktoren und Kontraindikationen jedoch weitgehend reduzieren.

## Die Bedeutung epidemiologischer Studien

Die differenzierte Analyse der epidemiologischen Daten hat gezeigt, daß für die meisten ernsthaften Auswirkungen der Pille prädisponierende Faktoren mitverantwortlich sind. Viele Fragen sind aber bis heute offen geblieben; dies hängt damit zusammen, daß die Aussagekraft einer Statistik mit der korrekten Auswahl der Vergleichsgruppe steht und fällt. Wir haben es im wesentlichen mit retrospektiven Fall-Kontroll-Studien oder mit prospektiven Kohortenstudien zu tun. Erstere vergleichen eine Gruppe von Frauen mit einer bestimmten Erkrankung mit einer „identisch" zusammengesetzten Gruppe von Frauen ohne diese Erkrankung und bestimmen den Anteil der Frauen, die orale Kontrazeptiva einnehmen, in den beiden Gruppen. Auf diese Weise läßt sich das relative Risiko (RR) für eine Erkrankung ermitteln, das mit der Einnahme der Pille verbunden ist. Man muß sich darüber im klaren sein, daß dieses RR nichts über das absolute Risiko aussagt (ein RR von 2 für eine relativ häufige Erkrankung ist bedeutsamer als ein RR von 10 für eine sehr seltene Erkrankung). Solche Untersuchungen können auch keinen Kausalzusammenhang beweisen, sondern ermitteln lediglich eine statistische Koinzidenz, die durchaus von Faktoren verursacht werden kann, die mit der Pille nichts zu tun haben. Ein altbekanntes Beispiel ist die hoch signifikante Korrelation zwischen dem Rückgang der Geburtenrate und dem der Storchenpopulation.

Prospektive Kohortenstudien erbringen die umfassendsten Informationen, erfordern aber die Beobachtung einer großen Zahl von Frauen über einen langen Zeitraum. Man vergleicht eine Gruppe von Frauen, die die Pille einnehmen, mit einer möglichst ähnlich zusammengesetzten Gruppe, die andere kontrazeptive Methoden anwendet, und ermittelt die Häufigkeit bestimmter Erkrankungen, die während dieser Zeit in beiden Gruppen auftreten. Auch diese Untersuchungsmethode ist nicht frei von Fehlermöglichkeiten, da die beiden Gruppen nicht identisch sind und der Einfluß anderer Faktoren wie Alter, Rasse, Konsumgewohnheiten, Medikamenteneinnahme usw. nur schwer erfaßt werden kann.

Goldzieher hat wiederholt darauf hingewiesen, daß man Frauen, die die Pille nehmen, im Grunde nicht mit anderen Frauen vergleichen kann; denn sie unterscheiden sich in bestimmten Eigenschaften, die für einige Erkrankungen von Bedeutung sind. Da die Frauen nicht randomisiert auf beide Gruppen verteilt werden, sondern selbst entscheiden, welche kontrazeptive Methode sie anwenden, handelt es sich um den typischen Fall einer Selbstselektion (Realini u. Goldzieher 1985). So kommt es, daß die Frauen, die die Pille bevorzugen, im Durchschnitt mehr rauchen und trinken, mehr Medikamente einnehmen und mehr arbeiten und damit dem Bild von Menschen entsprechen, die häufiger an Herz-Kreislauf-Erkrankungen leiden. Auch das aktivere Sexualverhalten könnte z.B. im Hinblick auf das Zervixkarzinomrisiko eine Fehlerquelle darstellen. Selbst wenn diese Unterschiede nur wenige Prozent ausmachen, so können sie doch zu falschen Resultaten führen. Es darf auch nicht übersehen werden, daß sich die Ergebnisse der großen prospektiven Untersuchungen zumindest teilweise auf Verhältnisse beziehen, die mehrere Jahre zurückliegen. Viele der Nebenwirkungen wurden zu Zeiten registriert, als noch überwiegend hoch dosierte Präparate angewandt wurden. Da üblicherweise die Hormonwirkungen weitgehend dosisabhängig sind, ist zu erwarten, daß sich auch das Nutzen-Risiko-Verhältnis mit der zunehmenden Verbreitung der Mikropille verändert.

Je länger der Beobachtungszeitraum ist, um so weniger Teilnehmer sind erforderlich, um eine signifikante Risikoerhöhung nachzuweisen. Will man z.B. eine Verdopplung des Mammakarzinomrisikos durch die Pille belegen, dann sind bei einer Beobachtungszeit von nur 1 Jahr mindestens 85 000 Frauen pro Gruppe notwendig, während es nach 10 Jahren nur noch 25 000 sind (Seigel u. Corfman 1968). Bei sehr seltenen Erkrankungen sind noch viel höhere Teilnehmerzahlen erforderlich, die selbst von den großen englischen und amerikanischen prospektiven Studien nicht erreicht werden. An der Untersuchung des Royal College of General Practitioners nehmen seit 1968 insgesamt 46000 Frauen (je zur Hälfte Kontrollen und Pilleneinnehmerinnen) teil. Die Oxford Family Planning Association Study und die amerikanische Walnut Creek Study erfassen jeweils insgesamt 17 000 Frauen. Angesichts der Tatsache, daß Herz-Kreislauf-Erkrankungen die mit Abstand häufigste Todesursache darstellen, ist selbst eine geringe Erhöhung der Inzidenz durch die Einnahme der Pille von großer gesundheitspolitischer Bedeutung. Aus diesem Grund stehen die kardiovaskulären Erkrankungen im Mittelpunkt unseres Interesses.

## Herz-Kreislauf-Erkrankungen

Aus dem Zwischenbericht des Royal College of General Practitioners (RCGP 1981) ist zu entnehmen, daß die Mortalitätsrate für alle kardiovaskulären Erkrankungen während der Pilleneinnahme vervierfacht ist, was vor allem dem Herzinfarkt und dem Schlaganfall anzulasten ist. Das nach Absetzen der Pille verbleibende angeblich erhöhte Risiko ist eigentlich kaum erklärbar, da ein Herzinfarkt bei jungen Frauen unter der Pille in der Mehrheit der Fälle nicht mit einer Atherosklerose verbunden ist. Möglicherweise handelt es sich zum Teil um Frauen, die wegen einer Herz-Kreislauf-Erkrankung die Pille absetzten und kurze Zeit später starben.

Bei jungen Frauen ist der Herzinfarkt ein äußerst seltenes Ereignis und tritt erst gegen Ende der Reproduktionsphase häufiger auf. Darüber hinaus hat eine Aufschlüsselung der Ergebnisse gezeigt, daß das Rauchen einen besonderen Risikofaktor darstellt. Während aber ein Nikotinabusus von jüngeren Frauen noch gut toleriert wird, steigt die Gefährdung bei Frauen über 35 Jahren, die rauchen und die Pille einnehmen, überproportional an (Stadel 1981a, 1981b). Wenn alle Kontraindikationen sorgfältig beachtet werden, dürfte das mit der Pille verbundene kardiovaskuläre Risiko zumindest bei Frauen bis 35 Jahren sehr gering sein. Ab dem 40. Lebensjahr muß aber auch bei Nichtraucherinnen ein strengerer Maßstab angelegt werden. Da der Herzinfarkt bei jungen Frauen eher eine thrombotische als eine atheromatöse Ursache hat, sollten nur niedrig dosierte Präparate angewandt werden. Ethinylestradiol beschleunigt nämlich die Thrombozytenaggregation, senkt den Antithrombin-III-Spiegel und verursacht möglicherweise endotheliale Proliferationen.

Aus den Daten der Oxford-FPA-Studie geht hervor, daß das relative Risiko für tiefe Beinvenenthrombosen und Lungenembolien 6,5 beträgt, wobei es sich aber nach Absetzen rasch wieder normalisiert (Tabelle 1).

Die Bedeutung der Östrogendosis wird durch das höhere Risiko für Frauen, die Präparate mit 50 μg Ethinylestradiol oder mehr verwenden, belegt (Vessey et al. 1986). Es muß dabei betont werden, daß es sich bei diesen Fällen um gesicherte oder wahrscheinliche Thromboembolien handelt, nachdem viele entsprechende Untersuchungen wegen diagnostischer Probleme als wenig aussagekräftig kritisiert wurden. Hinsichtlich der oberflächlichen Venenthrombosen konnte keine signifikante Risikoerhöhung nachgewiesen werden.

**Tabelle 1.** Gesicherte oder wahrscheinliche Thromboembolien (pro 1000 Frauen jährlich)

| | Kontrolle | OC | RR |
|---|---|---|---|
| Tiefe Venenthrombose oder Lungenembolie | 0,06 | 0,39 | 6,5[a] |
| Oberfl. Venenthrombose | 0,15 | 0,21 | 1,4 |
| OC mit ≥50 μg EE | | 0,62 | |
| OC mit <50 μg EE | | 0,39 | |

[a] signifikant.

Aus der gleichen prospektiven Studie stammen die Angaben über den zerebralen Insult. Da etwa 90% der Schlaganfälle thrombotischer Natur sind, ist deren Zunahme unter der Pille auf etwa das Dreifache von besonderer Wichtigkeit (Tabelle 2). Auch hier deutet sich ein Einfluß der Östrogendosis an, da in den beobachteten 39 400 Frauenjahren 13 Schlaganfälle unter hoch dosierten Präparaten auftraten, unter der Mikropille in 9 100 Frauenjahren jedoch kein einziger Fall (Vessey et al. 1984). Wegen der nicht ausreichenden Zahl ist der Unterschied allerdings noch nicht signifikant. Auch das Risiko des Schlaganfalls ist nur während der Einnahme erhöht und verschwindet nach dem Absetzen. Es wird heute nicht mehr bezweifelt, daß für die thrombotisch bedingten Herz-Kreislauf-Komplikationen der Einfluß des Ethinylestradiols auf die Gerinnung verantwortlich ist.

Es gibt aber auch Hinweise darauf, daß zumindest in höherer Dosierung auch die Gestagenkomponente einen ätiologischen Beitrag leisten kann. Sowohl bei hochdosierten Kombinationspräparaten mit Norethisteronazetat als auch bei niedrig dosierten mit Levonorgestrel wurde ein Anstieg des Hochdrucks und der arteriellen Erkrankungen mit steigender Gestagendosis gefunden (Meade 1988). Man hat daran gedacht, daß es im Zusammenhang mit der ungünstigen Wirkung solcher hoch dosierter Gestagene mit ihrer androgenen Partialwirkung auf den Fettstoffwechsel zur Entwicklung einer Atherosklerose gekommen sein könnte. Da aber, wie bereits erwähnt, die meisten Herzinfarkte bei jungen Frauen eine andere Ursache haben müssen und überdies die Einnahmedauer der Pille keine Rolle spielt, muß die Wirkung der Gestagene über einen anderen Mechanismus zustande kommen.

Vielleicht gibt der von der Gestagendosis abhängige Abfall des HDL-Cholesterins einen Hinweis. Zwar spielt ein erniedrigter HDL-Spiegel bei der Ätiologie der Atherosklerose eine wichtige Rolle, doch hat HDL eine Reihe weiterer protektiver Aufgaben. Es fördert u.a. die Fibrinolyse, hemmt die Proliferation der glatten Muskelzellen in den Gefäßen, fördert die Reparatur von Epithelschäden und stimuliert die Synthese des Prostazyklins, welches der Plättchenaggregation entgegenwirkt. Ein deutliches Absinken des HDL könnte demnach durchaus zur Entstehung eines thrombotischen Myokardinfarkts beitragen.

Es ist bekannt, daß es während der Einnahme Ethinylestradiol enthaltender Kontrazeptiva bei den meisten Frauen zu einem leichten, reversiblen Anstieg des systolischen Blutdrucks um 5–6 mmHg und des diastolischen

**Tabelle 2.** Zerebrale Insulte (pro 1000 Frauen jährlich)

| | Kontrolle | OC | RR |
|---|---|---|---|
| Subarachnoidalblutung | 0,05 | 0,06 | 1,2 |
| Thrombot. Schlaganfall | 0,13 | 0,36 | 2,8[a] |
| OC mit $\geq$50 µg EE | 13 Fälle (39 400 Fj.) | | |
| OC mit <50 µg EE | 0 Fälle ( 9 100 Fj.) | | |

[a] Signifikant.

Blutdrucks um 2–3 mmHg kommt. Da der Blutdruck allgemein mit dem Alter ansteigt, gewinnt dies normalerweise erst bei älteren Frauen an Gewicht. Bei einem kleinen Teil der Frauen entwickelt sich jedoch während der Einnahme der Pille ein Hochdruck – etwa bei 5% und überwiegend bei Frauen über 35 Jahren. Nur sehr selten kommt es zu einem malignen Hochdruck. Die Wirkung auf den Blutdruck ist abhängig von der Dosis des Ethinylestradiols; doch spielt wohl eine entsprechende Prädisposition eine besondere Rolle, da sich ein Hochdruck sogar unter einer Substitutionstherapie mit konjugierten Östrogenen entwickeln kann. Allerdings wurde gefunden, daß Frauen, die unter der Pille einen Hochdruck entwickelten, deutlich höhere Ethinylestradiol-Spiegel aufwiesen als normotensive.

Wenn man den Einfluß der oralen Kontrazeptiva auf die Häufigkeit kardiovaskulärer Erkrankungen zusammenfaßt, dann kann man heute davon ausgehen, daß die Östrogendosis – mit Ausnahme der Subarachnoidalblutungen – die entscheidende Rolle spielt, daß die Gestagendosis eher die arteriellen Erkrankungen beeinflußt, daß die Einnahmedauer bei thrombotischen Komplikationen ohne Einfluß und nur für den Hochdruck als Risikofaktor gesichert ist und daß das OC-bedingte Risiko mehr oder weniger rasch nach dem Absetzen verschwindet.

## Tumoren und Karzinome

Neben den Kreislauferkrankungen ist immer wieder das OC-bedingte Karzinomrisiko diskutiert worden. Es steht heute fest, daß die Inzidenz des Ovarialkarzinoms durch die Pille deutlich verringert wird, was vermutlich mit der Hemmung der Follikelreifung zusammenhängt. Der Effekt korreliert mit der Einnahmedauer. Bei gutartigen Ovarialtumoren konnte kein Einfluß der Pille nachgewiesen werden. Funktionelle Ovarialzysten sind während der Einnahme der Pille deutlich reduziert; selbst beim PCO kommt es zur Rückbildung multipler Zysten (Tabelle 3) (Vessey et al. 1987). Von dem Rückgang unter der Pille sind vor allem die Corpus-luteum-Zysten betroffen. Die protektive Wirkung der Ovulationshemmer ist in letzter Zeit für die Mikropille immer wieder in Frage gestellt worden, da diese einen geringeren suppressiven Effekt hat. Trotzdem dürfte sie im Vergleich zur Minipille oder zu unbehandelten Frauen immer noch eine deutliche protektive Wirkung haben.

**Tabelle 3.** Inzidenz der Ovarialtumoren und Ovarialzysten (pro 1000 Frauen jährlich)

| | Kontrolle | OC | Nach OC |
|---|---|---|---|
| Epithelkarzinom | 0,12 (10) | 0,03[a] (4) | |
| Benigne Teratome | 0,20 (14) | 0,22 (14) | 0,28 (19) |
| Kystadenome | 0,17 (12) | 0,11 (7) | 0,33 (22) |
| Follikelzysten | 0,64 (51) | 0,33[a] (18) | 0,66 (45) |
| Corpus-luteum-Zysten | 0,33 (25) | 0,09[a] (5) | 0,44 (31) |
| Andere Zysten | 0,19 (14) | 0,11 (7) | 0,22 (15) |

[a] Signifikant; in Klammern = Zahl der Fälle.

Ob die Pille das Risiko des Mammakarzinoms und des Zervixkarzinoms erhöht, ist immer noch umstritten (Huggins u. Zucker 1987). Für das Mammakarzinom kann ein erhöhtes Risiko als unwahrscheinlich betrachtet werden, weil die Gestagenkomponente einen allgemeinen mitosehemmenden Effekt ausübt. Es gibt eine Vielzahl von Untersuchungen – meist retrospektiver Fall-Kontroll-Studien –, die fast alle global kein erhöhtes Risiko gefunden haben. Lediglich bei bestimmten Untergruppen wie z.B. bei jungen Frauen, bei älteren Frauen, bei Nulliparen, nach mehrjähriger Einnahme, im 3. und 4. Einnahmejahr, aber nicht später, oder bei Präparaten mit hoher Gestagenpotenz ist eine OC-bedingte Risikozunahme gefunden worden. Solche Ergebnisse sind eher als Hinweis auf Selektionsfehler anzusehen.

Beim Zervixkarzinom könnte ein geringfügig erhöhtes Risiko der Pille angelastet werden, doch läßt der Einfluß des Sexualverhaltens und die Bedeutung der HPV-Infektion, die bei vielen Untersuchungen nicht ausreichend berücksichtigt wurden, kein abschließendes Urteil zu.

Aufgrund des starken Effekts der 17-alkylierten Steroide auf den hepatischen Stoffwechsel können orale Kontrazeptiva an der Entstehung von Leber- und Gallenerkrankungen beteiligt sein. Auch das Risiko für gutartige Lebertumoren ist in Abhängigkeit von der Einnahmedauer erhöht. Beispielsweise steigt es nach 5 Jahren auf das 27fache an und korreliert vermutlich mit der Dosis. Da es sich aber um eine sehr seltene Erkrankung handelt – die Inzidenz beläuft sich auf 1–5 pro 1 Mio. Frauenjahre –, ist das genannte RR von 27 im Vergleich zu den Herz-Kreislauf-Erkrankungen nur von untergeordneter Bedeutung. Ob auch das Risiko des hepatozellulären Karzinoms durch die Pille erhöht wird, ist noch umstritten.

## Günstige Auswirkungen der Pille

Über die erwähnten gesicherten oder fraglichen Risiken sollte man jedoch nicht die vielen Vorteile vergessen, die mit der Einnahme der Pille verbunden sind. Neben der zuverlässigen Empfängnisverhütung haben die oralen Kontra-

**Tabelle 4.** Verminderung der Inzidenz durch OC-Einnahme

| | Ohne OC [%] | Mit OC [%] |
|---|---|---|
| Adnexitis | 100 | 50 |
| Extrauteringravidität | 100 | 10 |
| Funktionelle Ovarialzysten | 100 | 35 |
| Ovarialkarzinom | 100 | 65 |
| Endometriumkarzinom | 100 | 33 |
| Menorrhagie | 100 | 52 |
| Dysmenorrhö | 100 | 37 |
| Unregelmäßige Blutungen | 100 | 65 |
| Benigne Brusterkrankungen | 100 | 50 |

zeptiva viele zusätzliche therapeutische und präventive Auswirkungen. Abgesehen von dem günstigen Effekt des Ethinylestradiols auf androgenetische Manifestationen und Östrogenmangelerscheinungen bei Leistungssportlerinnen bzw. bei Frauen über 40 Jahren oder mit Amenorrhö, bewirkt die Anwendung der Pille einen Rückgang der Eileiterentzündungen, insbesondere derjenigen mit schwerem Verlauf, der ektopen Schwangerschaften, reduziert den menstruellen Blutverlust und damit die Inzidenz von Eisenmangelanämien erheblich (Tabelle 4). Dysmenorrhöen treten weitaus seltener auf und der günstige Effekt auf die Zykluskontrolle ist – auch bei den niedrig dosierten Präparaten – nicht zu unterschätzen. Der Rückgang der benignen Brusterkrankungen, von dem vermutlich nur die Formen ohne stärkere Epithelatypien profitieren, sowie des Endometriumkarzinoms beruht auf der Wirkung des Gestagens. Auch hinsichtlich der Endometriose und vielleicht des Uterus myomatosus kann die Anwendung gestagenbetonter Kombinationspräparate eine günstige Wirkung haben.

Um die Bedeutung des Nutzens der oralen Kontrazeption im richtigen Rahmen zu sehen, sollte man die Zahl der eingesparten Klinikaufenthalte heranziehen. Nach einer Schätzung von Ory (1982) sind die Einweisungen wegen benigner Brusterkrankungen, Ovarialzysten, Eisenmangelanämie, Harnwegsinfektionen, Extrauteringraviditäten, rheumatischer Arthritis sowie Endometrium- und Mammakarzinom in den USA um ein Drittel reduziert, was einer Einsparung von etwa 550 Klinikaufenthalten pro 100 000 Frauen jährlich entspricht – ein nicht zu unterschätzender Kostenfaktor. Was die präventive Bedeutung der Pille angeht, so schätzt man, daß jährlich etwa 1 Karzinom pro 100 000 Frauen verhindert wird.

Üblicherweise wird eine Nutzen-Risiko-Abwägung der Pille immer in Relation zu anderen Methoden durchgeführt. Um die tatsächliche Größenordnung des mit der Pille verbundenen Risikos im richtigen Licht zu sehen, sollte man es mit den Risiken des normalen Lebens vergleichen. Gegenüber der Gefahr des Rauchens ist es nämlich verschwindend gering und beträgt nur ein Zehntel des Risikos beim Autofahren (Grimes 1986).

Durch die Reduktion der Dosis des Ethinylestradiols, durch die Einführung neuer Gestagene ist das OC-bedingte Risiko deutlich kleiner geworden und dürfte bei sorgfältiger Beachtung der Risikofaktoren außerordentlich gering sein, insbesondere bei jungen Frauen. Auf dieser Basis läßt sich feststellen, daß die Vorteile der Pille gegenüber den Risiken weit überwiegen.

## Literatur

Grimes DA (1986) Unplanned pregnancies in the United States. Obstet Gynecol 67:438–442

Huggins GR, Zucker PK (1987) Oral contraceptives and neoplasia: 1987 update. Fertil Steril 47:733–761

Meade TW (1988) Risks and mechanisms of cardiovascular events in users of oral contraceptives. Am J Obstet Gynecol 158:1646–1652

Ory HW (1982) The noncontraceptive health benefits from oral contraceptive use. Int Family Planning Perspectives 8:93–95
Realini JP, Goldzieher JW (1985) Oral contraceptives and cardiovascular disease: A critique of the epidemiological studies. Am J Obstet Gynecol 152:729–798
Royal College of General Practitioners' Oral Contraceptive Study (1981) Further analyses of mortality in oral contraceptive users. Lancet I:541–546
Seigel D, Corfman P (1968) Epidemiological problems associated with studies of the safety of oral contraceptives. J Am Med Assoc 203:950–954
Stadel BV (1981a) Oral contraceptives and cardiovascular disease. N Engl J Med 305:612–618
Stadel BV (1981b) Oral contraceptives and cardiovascular disease. N Engl J Med 305:672–677
Vessey MP, Lawless M, Yeates D (1984) Oral contraceptives and stroke: findings in a large prospective study. Br Med J (Clin Res) 289:530–531
Vessey M, Mant D, Smith A, Yeates D (1986) Oral contraceptives and venous thromboembolism: findings in a large prospective study. Br Med J (Clin Res) 292:526
Vessey M, Metcalfe A, Wells C, McPherson K, Westhoff C, Yeates D (1987) Ovarian neoplasms, functional ovarian cysts, and oral contraceptives. Br Med J (Clin Res) 294:1518–1520

# Klimakterium und Postmenopause

# Physiologische Abläufe im Klimakterium

J. R. Strecker

## Die Frau in der Perimenopause – Begriffsbestimmungen

Das Klimakterium stellt eine Übergangsphase dar, die sich als Zeitabschnitt der Prä- und Postmenopause meist über mehrere Jahre erstreckt. Unter Klimakterium versteht man also die Wechseljahre – einen Zeitraum, während dessen es zu einer östrogenmangelbedingten Störung des Menstruationszyklus sowie zu subjektiven Beschwerden kommen kann.

In dieser Zeit liegt die Menopause, also die letzte vom Ovar gesteuerte uterine Blutung. Dieser Zeitpunkt wird erst retrospektiv festgelegt, wenn nämlich in einem Zeitraum von einem Jahr danach keine weitere Blutung eingetreten ist.

Den Zeitraum von 10 bis 15 Jahren nach der Menopause bezeichnet man als Postmenopause (Abb. 1). Anschließend folgt das Senium nach dem 65. Lebensjahr. Das mittlere Menopausenalter beträgt zur Zeit in der Bundesrepublik ungefähr 50 Jahre. Nach dem Anstieg der Lebenserwartung in unserer Zeit bis auf rund 79 Jahre fällt also ein großer Anteil des Lebens in den Zeitraum der Postmenopause und des Senium.

## Das Erlöschen der Ovarialfunktion

Bereits im 4. Lebensdezennium beginnt die Größe der Ovarien deutlich abzunehmen. Das altersatrophische Ovar im Senium wiegt dann nur noch etwa ein Drittel des Ovars während der vollen Funktionsfähigkeit im geschlechtsreifen

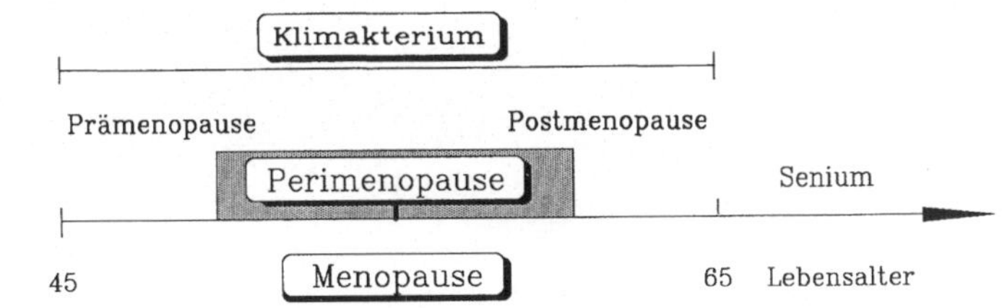


**Abb. 1.** Zeiträume und Definitionen im Klimakterium

Alter. Im histologischen Schnitt sieht man eine Sklerosierung der Hilusgefäße, welche eine nachfolgende Minderperfusion mit Fibrosierung des Stromas zur Folge hat (Abb. 2). Ab dem 5. Lebensjahrzehnt entsteht dann eine Stromahyperplasie mit verdicktem Kortex. Diese stromalen Hyperplasien gehen später wieder zurück.

Durch schnelle Abnahme der durch Gonadotropine stimulierbaren Primordialfollikel nimmt die Biosyntheseleistung des Ovars für 17 β-Östradiol von ca. 200 μg tgl. während eines normalen Zyklus bis auf geringe Mengen von 1–5 μg tgl. während der Postmenopause ab. Dies ist die Hauptursache für den Eintritt der Menopause mit folglich mangelnder Stimulation des Endometriums und der anderen östrogenabhängigen Zielorgane durch ovarielle Östrogene. Nach fast gänzlichem Aufhören der Inkretion von 17 β-Östradiol bilden besonders die Hiluszellen des postmenopausalen Ovars Androgene, nämlich Androstendion, Testosteron und Dehydroepiandrosteron.

## Endokrinologische Veränderungen im Klimakterium

Ein erstes Anzeichen für den Beginn des Präklimakteriums sind verkürzte Follikelphasen bei stabil bleibenden Corpus-luteum-Phasen. Dadurch ist die erste Zyklushälfte verkürzt, was durch eine vermehrte Ausschüttung von Follikel-

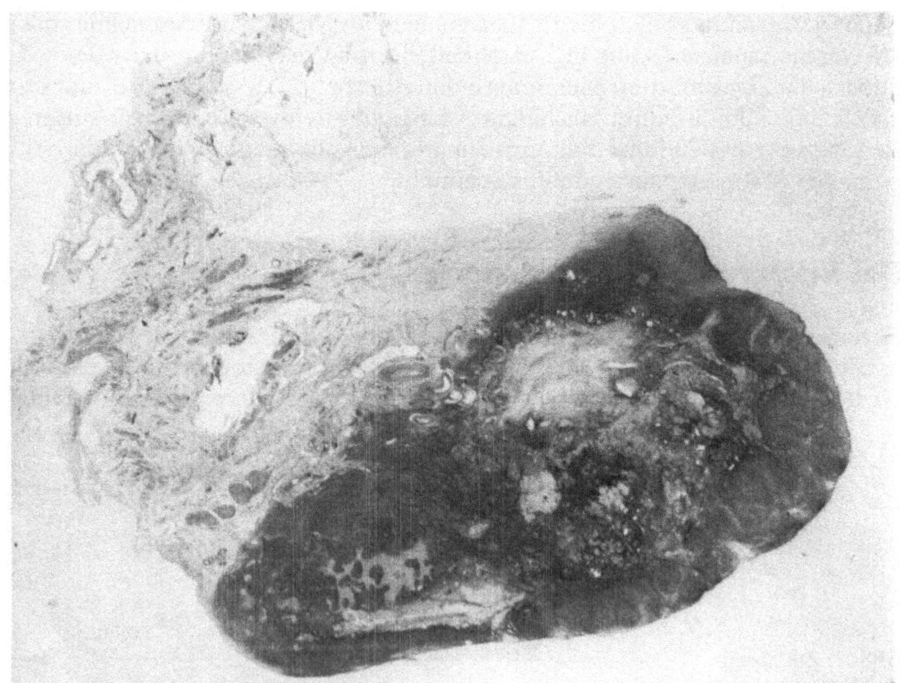

**Abb. 2.** Das alterastrophische Ovar

**Tabelle 1.** Hormonwerte bei Menopauseneintritt

| | |
|---|---|
| *Im Serum* | |
| FSH | > 20 mE/ml (>1700 ng/ml) |
| LH | > 15 mE/ml (> 300 ng/ml) |
| FSH/LH Quotient | > 1,4 |
| 17 β-Östradiol | < 20 pg/ml |
| Östron | < 50 pg/ml |
| Progesteron | <200 pg/ml |
| Testosteron | <400 pg/ml |
| Androstendion | 400–1800 pg/ml |
| Dehydroepiandrosteronsulfat (DHAS) | 110– 610 ng/ml |
| *Im Urin* | |
| Gesamtöstrogene | < 15 μg/25 h |

stimulierendem Hormon (FSH) verursacht wird. Aufgrund der Erschöpfung der Ovarien mit eingeschränkter Biosynthese von Steroidhormonen und auch des Inhibins erfolgt alsbald ein Anstieg des FSH und später auch des LH im Serum um das 13- bzw. 3fache im Vergleich zu den Werten der geschlechtsreifen Frau (Tabelle 1). Dadurch verschiebt sich der LH/FSH-Quotient, der normalerweise im Zyklus 1 beträgt, auf Werte unter 1. Ein Quotient unter 0,7 zeigt an, daß sich die behandelte Frau im Klimakterium befindet. Dabei muß unbedingt berücksichtigt werden, daß ein erhöhter FSH-Wert bei einer Einzelbestimmung ohne große Aussagefähigkeit ist, da die Werte perimenopausal beträchtlich schwanken können. Erst zu einem späteren Zeitpunkt der Prämenopause kommt dann die Corpus-luteum-Insuffizienz als weitere endokrine Mangelleistung hinzu.

Während 17 β-Östradiol das Hauptöstrogen der geschlechtsreifen Frau darstellt, welches in den Granulosazellen synthetisiert wird, ist Östron das wesentliche Östrogen nach der Menopause. Es wird vorwiegend durch Aromatisierung von Androstendion aus der Nebennierenrinde gebildet (Abb. 3).

Während des Klimakteriums nimmt die Empfindlichkeit der Hypophyse gegenüber dem Gonadotropin-releasing-Hormon (GnRH) zu. Dies kann im GnRH-Test nachgewiesen werden: Nach Gabe von 150 μg LH-RH reagieren klimakterische Frauen wie auch andere hypergonadotrope Patientinnen mit einem überschießenden Anstieg von LH und FSH. Die Häufigkeit und die Amplituden der GnRH-Fluktuationen nehmen während der Menopause zu (Siler u. Yen 1973).

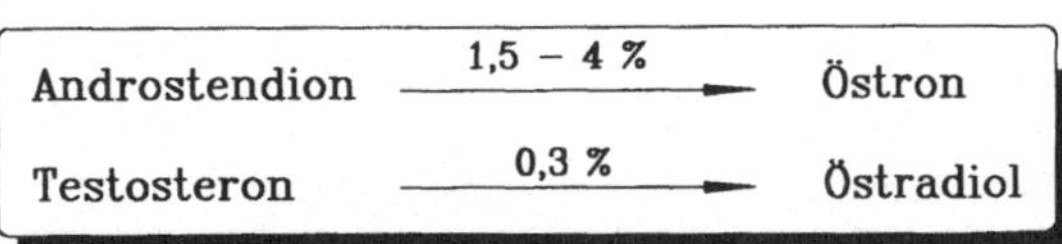


**Abb. 3.** Umwandlungsraten im Klimakterium

## Östrogenproduktion während der Postmenopause

In den ersten 1–2 Jahren nach Menopauseneintritt werden nur noch geringe Östrogenmengen synthetisiert. Die ovarielle Produktionsrate von Östron macht nur etwa 10% des gesamten postmenopausalen Östron aus. Der überwiegende Anteil von etwa 20–80 µg/Tag entstammt dem Androstendion, welches überwiegend, nämlich zu etwa 70%, adrenal gebildet wird. Die Nebennierenrinden produzieren bei der Frau in der Postmenopause täglich etwa 1–3 mg Androstendion und nur etwa 0,15 mg Testosteron (Abb. 4). Die Aromatisierung von Androstendion und Testosteron in Östron erfolgt im peripheren Gewebe des Körpers, besonders im Fettgewebe, in der Leber und im Muskel; beteiligt sind ferner Haut, Nervensystem, gelbes Knochenmark und Haarwurzeln. Die primär adrenale Produktionsrate von Östradiol und Östron ist nur minimal, die extraglanduläre, periphere Konversion von DHAS in Östrogene spielt ebenfalls nur eine untergeordnete Rolle.

Die Östrogenproduktionsraten nach der Menopause sind also nicht gonadotropinabhängig, sondern folgen der Stimulation der Nebennierenrinden durch ACTH. Demzufolge läßt sie sich auch durch Dexamethason hemmen.

Die Schwankungen der Östrogenbildung sind von Frau zu Frau relativ groß, die Menge an Unterhautfettgewebe und Muskulatur, die für die extraglanduläre Aromatisierung zur Verfügung steht, spielt dabei eine große Rolle.

Eine weitere Regulationsmöglichkeit für den Steroidmetabolismus besteht in der Konzentration des sexualhormonbindenden Globulins (SHBG) im Serum, wodurch Steroidhormone gebunden werden und damit ihre Aktivität am Zielorgan nicht frei entfalten können oder auch ihre metabolische Clearancerate erniedrigt wird.

Dieses Bindungsprotein wird wie auch das Albumin in der Leber synthetisiert, wobei Östrogene und Thyroxin einen stimulierenden, Androgene jedoch einen hemmenden Einfluß ausüben. Das SHBG besitzt also eine Speicherwirkung für endogene Steroidhormone wie auch für solche, die z.B. substituierend zugeführt werden.

| | |
|---|---|
| Östron | 20–80 µg/Tag |
| Östradiol | 1 µg/Tag |

| | | ovariell | adrenal |
|---|---|---|---|
| Androstendion | 1500 – 3000 µg/Tag | 30 % | 70 % |
| Testosteron | 150 µg/Tag | 50 % | 50 % |

**Abb. 4.** Tägliche Produktionsrate von Östron und Östradiol sowie prozentuale Aufteilung der Herkunft von Androstendion und Testosteron

## Klinische Symptome des Östrogenmangels

### Vegetative Beschwerden

Zu den häufigsten klimakterischen Beschwerden gehören vor allem die Hitzewallungen, oft in Verbindung mit Schweißausbrüchen, Schwindel und Durchblutungsstörungen der Extremitäten. Oft sind die vasomotorischen Beschwerden auch mit Tachykardien, Müdigkeit, Hypertonus, Rückenschmerzen, Gliederschmerzen und anderen allgemeinen Symptomen verbunden. Die Hitzewallungen entstehen in erster Linie durch den Abfall des Östrogenspiegels im Serum. Sie gehen einher mit erhöhter Adrenalinausschüttung. Die genaue Ätiologie ist bis heute noch nicht geklärt. Von verschiedenen Autoren wurden die episodischen LH-Sekretionen mit der Entstehung von Hitzewallungen in Verbindung gebracht (Tataryn et al. 1979, Casper et al. 1979). Dies konnte jedoch durch spätere Untersuchungen nicht bestätigt werden. Auch nach medikamentöser Suppression von LH treten Hitzewallungen oft noch heftiger auf (Casper u. Yen 1981).

Ein Zusammenhang scheint mit den Betaendorphinspiegeln im Serum zu bestehen, welche bei auftretenden Hitzewallungen abfallen. Eine direkte Kausalbeziehung zwischen den Opiaten und den vasomotorischen Symptomen im Klimakterium konnte bisher nicht erarbeitet werden. Weitere häufig auftretende Beschwerden bei Frauen im Klimakterium sind in Tabelle 2 aufgeführt.

## Organische Veränderungen im Klimakterium

### Blutungsstörungen

Durch das gehäufte Auftreten anovulatorischer Zyklen in der Prämenopause mit überwiegender Östrogenwirkung treten am Endometrium Dysregulatio-

**Tabelle 2.** Subjektive Beschwerden im Klimakterium (in % der Patientinnen)

| | Prämeno-pause | Meno-pause | Postmenopause 1–3 | Postmenopause >3 Jahre |
|---|---|---|---|---|
| Hitzewallungen | 36 | 69 | 74 | 42 |
| Schwitzen | 28 | 58 | 67 | 31 |
| Schwindel | 14 | 33 | 41 | 25 |
| Durchblutungsstörungen | 8 | 20 | 28 | 11 |
| Depressive Verstimmung | 25 | 72 | 76 | 58 |
| Nervosität | 67 | 51 | 48 | 22 |
| Reizbarkeit | 65 | 49 | 46 | 17 |
| Spannungsgefühl | 44 | 40 | 33 | 25 |
| Kopfschmerzen | 41 | 31 | 24 | 19 |
| Schlaflosigkeit | 53 | 56 | 63 | 41 |
| Ängste | 33 | 44 | 26 | 12 |

nen auf, die zu ungeordneter Proliferation und Hyperplasien führen können. Oft folgt der verkürzten Follikelphase eine insuffiziente Lutealphase oder es kommt zur Thekaluteinisierung.

Als klinische Symptome werden am häufigsten Polymenorrhöen, Dauerblutungen, Schmierblutungen und Hypermenorrhöen angegeben. Im Verlaufe der Zeit werden die Blutungsintervalle größer, es tritt die postmenopausale Amenorrhö ein.

Eine Postmenopausenblutung kann folgendermaßen verursacht werden durch:

1. Karzinome von Vulva, Vagina, Zervix und Corpus uteri;
2. Hyperplasie des Endometriums;
3. Polypen;
4. Kontaktblutungen;
5. Rhagaden und Infektionen der atrophischen Vulva und Vagina;
6. hormonbildende Ovarialtumoren;
7. Harnwegs- und Darmblutungen;
8. exogene Östrogenzufuhr.

Durch fortschreitenden Östrogenmangel kommt es zum organischen Postmenopausensyndrom, vor allem zu atrophischen Veränderungen am Genitale mit den Zielorganen der Östrogene, wie Vulva, Vagina, Uterus, Urethra und Blase. Auch die Atrophie der Haut allgemein wird teilweise durch den Östrogenmangel verursacht und stellt nicht nur eine Alterserscheinung per se dar. Schon innerhalb eines Jahres nach Verlust der Östrogenproduktion, z.B. durch Oophorektomie, kommt es zur deutlichen Verminderung der Epidermisdicke. Die Durchblutung läßt nach, der Gewebsturgor und die Ausbildung des subkutanen Fettgewebes nehmen ab.

Peri- und postmenopausal wird das Vaginalepithel glatt und atrophisch, die Glykogeneinlagerung des Plattenepithels nimmt ab, häufig siedelt sich eine pathologische Keimflora an, wodurch eine atrophische Kolpitis begünstigt werden kann (Abb. 5).

Durch Verlust der physiologischen Döderlein-Flora steigt der pH-Wert von 4,5–5,5 auf 6,0–8,0 an.

An der Vulva schwinden durch die Hautatrophie die Schambehaarung und Elastizität der Haut. Die Labien werden kleiner und atrophisch, es kommt leicht zur Ausbildung von Rhagaden und anderen Verletzungen, die zu Dyspareunie führen können.

An der Harnblase und Urethra führen Atrophisierungserscheinungen zum Verlust des Blasen- und Urethraltonus. Es tritt häufiger eine Kombination von Streß- und Dranginkontinenz auf, wobei Blasenkapazität und Urethraldruck vermindert sind. Das Übergangsepithel von Blase und Urethra ist reich an Östrogenrezeptoren und atrophisiert dementsprechend während des Östrogenmangels.

Das Brustdrüsengewebe ist in besonderen Maße von der Östrogenstimulation abhängig. Unter dem Einfluß von Östrogenen kommt es zur ausgeprägten

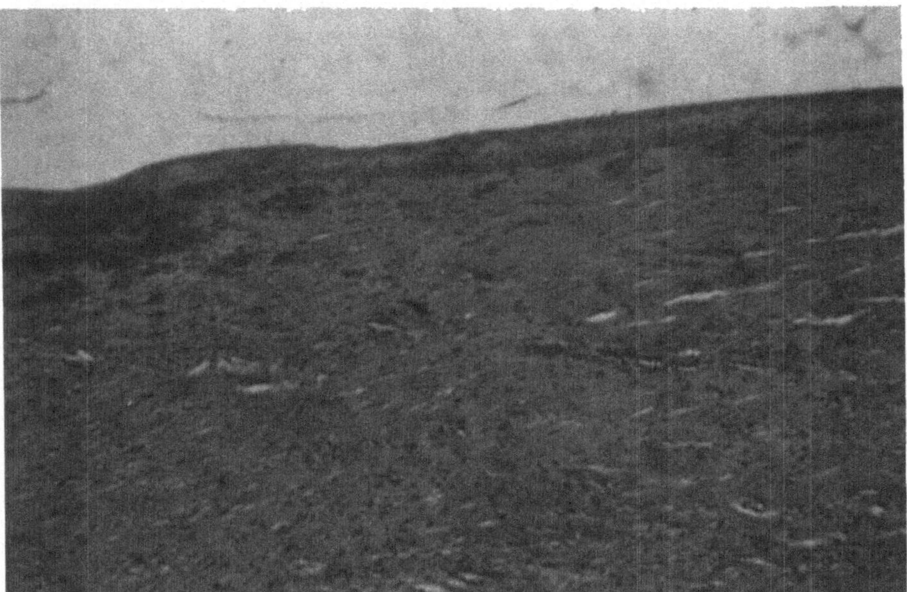

**Abb. 5.** Atrophische Kolpitis

Proliferation des Drüsengewebes der Mamma und des gesamten Fettgewebes. Im Klimakterium erfolgt eine zunehmende Involution der Mammae mit Einlagerungen von Bindegewebe, eine Ptose bildet sich aus. Mamille und Areola werden blasser, flachen sich ab und verlieren ihre Elastizität.

## Veränderte Stoffwechselvorgänge im Klimakterium

Für nachfolgend beschriebene Auswirkungen des Östrogenmangels auf metabolische Abläufe bei der alternden Frau können häufig nicht allein das Östrogendefizit, sondern auch andere altersbedingte Faktoren ursächlich herangezogen werden. Dabei spielt jedoch der hormonelle Wechsel eine besondere Rolle, da diese Veränderungen meist durch eine gezielte Östrogensubstitution ausgeglichen oder zumindest verbessert werden können.

### Gewichtszunahme

Häufig wird zu Beginn des Klimakteriums bei vielen Frauen eine Gewichtszunahme beobachtet. So haben ca. 50% der Frauen in der Postmenopause Übergewicht. Es entsteht fast ausschließlich durch geringeren Kalorienbedarf aufgrund eines geruhsameren Lebensstils und durch reichliche, diätetisch falsche Nahrungszufuhr.

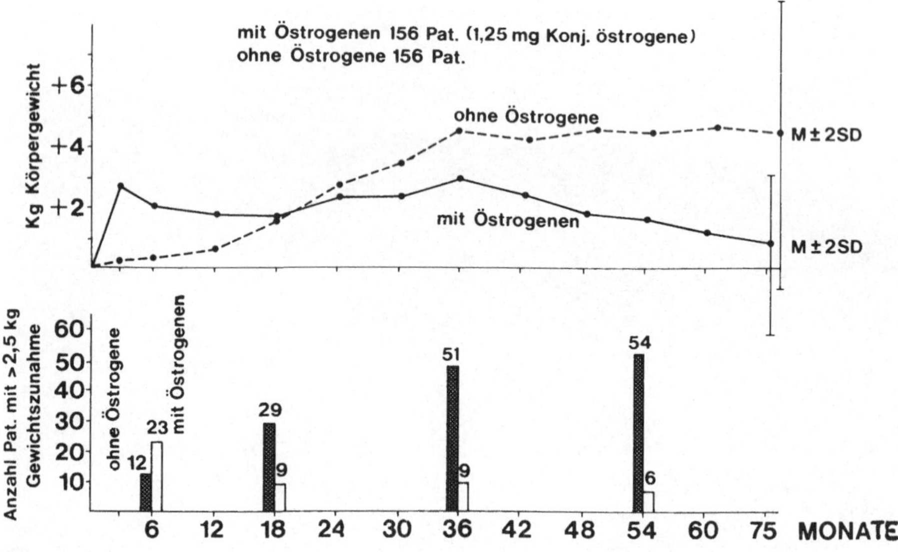


**Abb. 6.** Gewichtszunahme in der Postmenopause

Bei Übergewicht steigt das Risiko für atherosklerotische Gefäßveränderungen, Hypertonie, Diabetes mellitus und Karzinome des Endometriums, der Mamma und des Kolons.

Wie oben ausgeführt, wird ein erheblicher Anteil des postmenopausalen Östrons im Fettgewebe aus adrenalem Androstendion gebildet. Mit der Gewichtszunahme wird also ein Östrongenmangel weniger ausgeprägt sein. Dies kann z.B. die Entwicklung einer Osteoporose vermeiden helfen.

Mit Hilfe einer Östrogensubstitutionsbehandlung kann die perimenopausale Zunahme des Körpergewichts häufig wieder gesenkt werden (Abb. 6).

## Veränderungen im Lipidstoffwechsel

Durch den Abfall der Serumöstrogenkonzentrationen im Klimakterium oder auch nach Oophorektomie kommt es zu einem Anstieg des Gesamtcholesterins und der Triglyzeride im Serum. Es ist durch mehrere Arbeiten gut belegt worden, daß die körpereigenen Östrogene die Frau prämenopausal vor der Entstehung atherosklerotischer Gefäßveränderungen schützen (Boyd, 1973, Oliver 1976).

Dies ist ein wesentlicher Grund dafür, daß bei Männern die Herzinfarktsterblichkeit im Lebensalter zwischen 40 und 65 Jahren 5mal höher liegt als bei Frauen (Statistisches Bundesamt 1986).

Nach Eintritt der Menopause gehen die Unterschiede, bedingt durch den zunehmenden Östrogenmangel bei der Frau, allmählich verloren.

### Beeinflussung des Kohlenhydratstoffwechsels

Das häufig beobachtete Auftreten einer diabetischen Stoffwechsellage in der Postmenopause hängt offenbar nicht mit dem zeitlich zusammenfallenden Östrogenmangel zusammen. Dieser scheint keinen gravierenden Einfluß auf den Kohlenhydratstoffwechsel auszuüben. Vielmehr ist der Diabetes mellitus in diesem Lebensalter ein Ausdruck der Erschöpfung der Pankreasfunktion und einer verschlechterten Glukoseutilisation im Alter.

### Osteoporose

Die Osteoporose gehört ebenfalls zu den metabolischen Veränderungen, die während der Wechseljahre auftreten und die in engem Zusammenhang mit dem Östrogenmangel stehen. Dieses Thema wird ausführlich in der Übersicht von Ziegler abgehandelt (s. Beitrag Seite 84).

## Psychische Aspekte des Klimakteriums

Ebenfalls zu den physiologischen Abläufen während der Wechseljahre gehört das Auftreten bestimmter psychogener Symptome, die während dieser Zeit häufiger vorkommen und von Krankheitswert sein können. Es gibt allerdings keine psychogenen Symptome, die allein durch den Östrogenmangel erklärt werden könnten, vielmehr spielt für deren Auftreten das Altern allgemein sowie das soziale Umfeld z.B. in der Familie der Frau eine wichtige Rolle. Für die Identität und das individuelle Selbstwertgefühl ist besonders maßgeblich, wie das Altern mit allen seinen Auswirkungen auf Jugendlichkeit, körperliche Attraktivität, Reproduktionsfähigkeit und sexuelle Attraktivität von den Mitmenschen empfunden wird. In den Ländern, in denen Erscheinungsbild und Äußerlichkeiten besonders wichtig erscheinen, wird es die Frau schwerer haben, die Wechseljahre optimistisch und zuversichtlich anzugehen, oder sogar in dieser 3. Lebensphase neue Aufgaben zu entdecken und diese erfolgreich und selbstbewußt zu bewältigen (Frick-Bruder 1980).

Folgende psychogene Beschwerden treten gehäuft im Zusammenhang mit dem Östrogenmangelsyndrom auf:

- Reizbarkeit,
- Konzentrationsschwäche,
- Anspanung,
- Angst,
- Schlaflosigkeit,
- depressive Verstimmung.

Besonders häufig sind Depressionen, welche reaktiv auf das soziale Umfeld auftreten. Der enge Zusammenhang mit den Tryptophankonzentrationen im

Plasma und der Besserung der Symptome nach erfolgter Östrogensubstitution macht den engen ursächlichen Zusammenhang mit dem Östrogenmangel deutlich. Auch konnte mit psychometrischen Untersuchungen nachgewiesen werden, daß Frauen im Senium nach Östrogentherapie signifikant bessere Leistungen in bezug auf Konzentrationsvermögen, Aufmerksamkeit und Gedächtnis zeigen als mit Plazebo behandelte (Michael et al. 1970).

## Literatur


Boyd GS (1973) Östrogene, Cholesterinstoffwechsel und Atherosklerose. In: van Keep PA, Lauritzen C (Hrsg) Älter werden und Östrogene. Karger, Basel, S 80

Casper RF, Yen SSC, Wilkes MM (1979) Menopausal flushes: a neuroendocrine link with pulsatile luteinizing hormone secretion. Science 205:823

Casper RF, Yen SSC (1981) Menopausal flushes: effect of pituitary gonadotropin desensitization by a potent luteinizing hormone releasing factor agonist. J Clin Endocrinol Metab 53:1056

Frick-Bruder V (1980) Der therapeutische Umgang mit psychosozialen und psychosomatischen Problemen der Frau im Klimakterium. Gynäkologe 13:164

Laurell C, Laurell B, Rannevik G (1979) A comparison of plasma protein changes induced by danazol, pregnancy, and estrogens. J Clin Endocrinol Metab 49:719

Lauritzen C, Schneider HPG (1988) Das Klimakterium und seine Störungen. In: Schneider HPG, Lauritzen C, Nieschlag E (Hrsg) Grundlagen und Klinik der menschlichen Fortpflanzung. de Gruyter, Berlin New York, S 857

Michael CM, Kantor HJ, Shore H (1970) Further psychosomatic evaluation of older women. The effect of estrogen administration. J Gerontol 25:337

Oliver MF (1976) The menopause and coronary heart disease. In: Campbell S (ed) The Management of the Menopause. MTP, Lancaster, p 175

Siler TM, Yen SSC (1973) Augmented gonadotropin response to synthetic LRF in hypogonadal state. J Clin Endocrinol Metab 37:491

Tataryn TV, Meldrum DR, Lu KH, Frumar AM, Judd HL (1979) LH, FSH, and skin temperature during the menopausal hot flush. J Clin Endocrinol Metab 49:152

# Wirkspektrum unterschiedlicher Östrogene

G. Göretzlehner

Im Klimakterium, speziell in der Postmenopause, wird mit der Substitutionstherapie die Absicht verfolgt, den endogenen Hormonmangel, speziell an Östradiol, auszugleichen. Dabei sind natürliche Östrogene in der geringsten wirksamen Dosis in einer möglichst individualisierten Behandlungsform zu verordnen (Lauritzen 1986).

Als natürliche Östrogene werden die in der Natur vorkommenden Östrogene bezeichnet. Wir unterscheiden die Humanöstrogene Östron, Östradiol und Östriol von den Equidenöstrogenen, wie Equilin, und den pflanzlichen, den Phytöstrogenen. Auf die artefiziellen Östrogene, wie die Stilbene: Dienöstrol, Hexöstrol oder Diäthylstilböstrol, und die alkylierten Östrogene, wie Äthinylöstradiol und seine in Position 3 veresterten Derivate, Mestranol, Quinestrol und Äthinylöstradiolsulfonat, sollte bei der Substitutionstherapie im Klimakterium verzichtet werden, da sie den Lebermetabolismus wesentlich stärker beeinflussen als die natürlichen Östrogene und ihre Konjugate.

Die Wirkung eines Hormones und natürlich auch der Östrogene ist von vielen Faktoren wie Dosis, Anwendungsdauer, Applikationsform, Absorption, Verteilung, Metabolisierung, Proteinbindung im Serum, Dissoziationsrate des Hormonrezeptorkomplexes, der Konzentration im Kreislauf und der Zielzelle, der Ausscheidung sowie dem Patientinnengewicht abhängig. Die Wirkung der Östrogene beschränkt sich nicht nur auf die typischen weiblichen Zielorgane, sondern beeinflußt vor allem auch die Proteinsynthese in der Leber. Daher ist es wichtig, die Wirkung der einzelnen Östrogene auf die Zielorgane, die Leber und andere Parameter quantitativ zu vergleichen. Bezugsgröße sollte nach Möglichkeit immer Östradiol sein.

Bei jeder Östrogendosis können sowohl physiologische, subphysiologische als auch pharmakologische Wirkungen auftreten. Die relative Wirkungsstärke peroral applizierter Östrogene ist unterschiedlich. Die alkylierten Östrogene Äthinylöstradiol und Mestranol bewirken die stärkste Suppression von LH und FSH und induzieren die Proteinbildung (von SHBG, TBG und CBG) in der Leber (Tabelle 1). Konjugierte Östrogene beeinflussen den Leberstoffwechsel etwas stärker als das Östradiol und seine Ester. Die tägliche orale Substitutionsdosis zur Unterdrückung der Hitzewallungen variiert ebenso wie die Proliferationsdosis am Endometrium erheblich (Tabelle 2).

**Tabelle 1.** Relative Wirkungsstärke peroral applizierter Östrogene (Nach Kuhl und Taubert 1987)

| | FSH | LH | SHBG | CBG | Angiotensinogen |
|---|---|---|---|---|---|
| Östradiol | 1 | 1 | 1 | 1 | 1 |
| Östron | 0,3 | 0,3 | – | – | – |
| Östronsulfat | 0,9 | 0,9 | 0,9 | 0,7 | 1,5 |
| Konjugierte Östrogene | 1,3 | 1,0 | 3,0 | 1,5 | 5,0 |
| Äthinylöstradiol | 120 | 100 | 500 | 600 | 350 |

**Tabelle 2.** Substitutions- und Proliferationsdosen verschiedener Östrogene

| Östrogen | Hitzewallungen [mg/Tag] | Endometrium [mg/14 Tage] |
|---|---|---|
| Mestranol | 0,025 | 1,5–1,8 |
| Äthinylöstradiol | 0,02 | 1,5 |
| Östradiolvalerat | 1–2 | 60 |
| Östradiol, mikron. | 2 | 60 |
| Konjugierte Östrogene | 0,6–1,25 | 60 |
| Östriol | 2–4 | 150 |

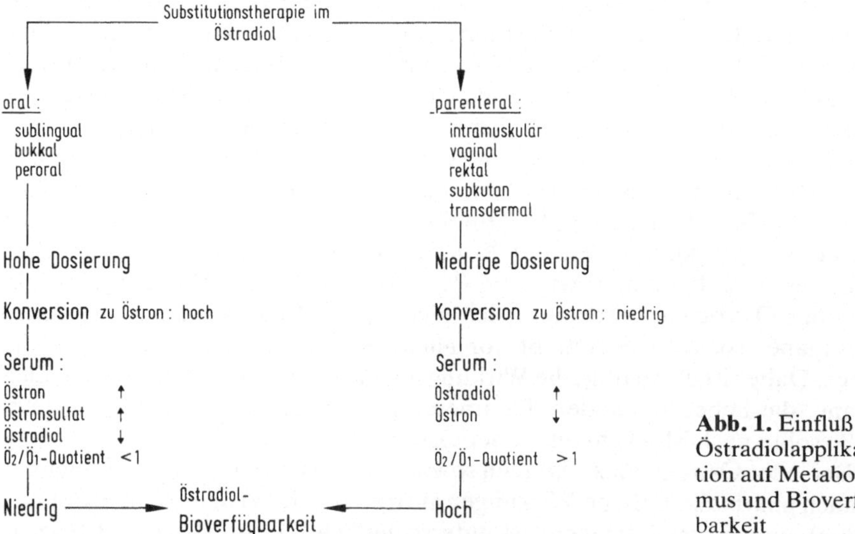


**Abb. 1.** Einfluß der Östradiolapplikation auf Metabolismus und Bioverfügbarkeit

Östradiol wird im peripheren Intermediärstoffwechsel in Östron umgewandelt und umgekehrt. Das Östradiol-Östron-Verhältnis beträgt im normalen Zyklus 2:1 und nach der Menopause 1:2. Aufgrund der ausgeprägten intestinalen Umwandlung von peroral eingenommenem Östradiol in Östron steigt das Östron-Östradiol-Verhältnis auf 4:1 an (Abb. 1).

## Orale Applikation (Tabelle 3)

Hauptnachteil der peroralen Applikation ist der First-pass-effect: Die Absorption der Hormone durch Magen und Darm mit direktem Zufluß in die Leber führt zu einer Reihe unphysiologischer Folgereaktionen: vermehrte Proteinsynthese und Anstieg der Gerinnungsfaktoren sowie Zunahme der Triglyzeride. Darüber hinaus wird in der Mukosa Östradiol zu Östron umgewandelt. Im Blut erscheint Östron.

Es führen 2 mg mikronisiertes Östradiol oral verabfolgt innerhalb von 6 h zum Maximalwert des Östronspiegels, der 4- bis 5fach über dem Östradiolspiegel liegt. Nach 6–8 h fallen die Östronkonzentrationen wieder ab, erreichen aber nach 24 h annähernd die Ausgangswerte. Die mikrokristallinen Zubereitungen des Östradiols bedingen eine Beschleunigung der Absorption und Verlangsamung der Metabolisierung.

Östradiolvalerat wird vollständig in Östradiol umgewandelt. Nach peroraler Einnahme sind etwa 3% der Dosis direkt als Östradiol bioverfügbar (Düsterberg u. Nishino 1982). Nach Einnahme von 4 mg Östradiolvalerat ist der Östronspiegel um das 10fache und der Östriolspiegel um das 1,3fache höher als der Östradiolspiegel (Heinonen et al. 1982).

Östriol weist eine hohe Affinität zum Vaginalepithel auf, entfaltet aber bei der üblichen Dosierung von 2–4 mg/Tag keine proliferierende Wirkung am Endometrium. Nur bei mehrmaliger täglicher Applikation kann es zu einer Proliferation kommen (Punnonen u. Söderström 1983). Eine Wirkungsverlängerung wird durch eine Mahlzeit erzielt, wenn dieselbe einige Stunden nach der Einnahme erfolgt (Englund et al. 1980).

**Tabelle 3.** Einfluß der Östradiolapplikation in Abhängigkeit von der Dosis auf die maximalen Plasmaspiegel und den Östradiol-Östron-Quotienten ($Ö_2/O_1$)

| | Dosis [mg] | Maximum [in h] | $Ö_2/Ö_1$ |
|---|---|---|---|
| Peroral | 1 | 12 | 0,16 |
| | 2 | 6 | 0,16 |
| | 3 | 3 | 0,10 |
| Sublingual | 0,5 | 1 | 3,0–0,3 |
| Bukkal | 0,5 | 1 | 3,0–0,3 |
| Intranasal | 1,0 | 1 | 1,0 |
| Rektal | 1,0 | 3 | 5,1 |
| Vaginal | 0,5 | 3 | 5,0 |
| | 1,0 | 3 | 5,0 |
| Transdermal | | | |
| – Gel | 3 | 5 | 1,4 |
| – Pflaster | 2 | 6 | 0,9–1,4 |
| | 4 | 6 | 0,2–5,6 |
| | 8 | 6 | 0,2–6,4 |

Bereits vor der Absorption wird Östriol fast vollständig konjugiert, so daß nur ca. 1–2% unkonjugiert in den Kreislauf gelangen (Schiff et al. 1980).

Bei den konjugierten Östrogenen ist die Pharmakokinetik teilweise noch unbekannt. Die einzelnen Komponenten können ineinander übergehen. Während der Absorption und Leberpassage wird nur ein kleiner Teil der Östrogensulfate hydrolisiert. Das Verhältnis Östronsulfat : Östron ist wie 30:1. – Die Sulfate haben eine deutlich verlängerte Halbwertszeit. Dadurch stellen sie eine große physiologische Reserve von inerten Prohormonen dar, auf die zurückgegriffen werden kann. Die erforderlichen Enzyme zur Hydrolyse sind in der Leber und den Östrogenzielorganen Uterus, Hypophyse und Gehirn zu finden. Ein Vorteil der konjugierten Östrogene ist, daß sie im Gegensatz zu anderen Östrogenen zu einem relativ langsamen Anstieg von Östradiol und Östron führen (Strecker et al. 1978). Die Gonadotropine werden durch konjugierte Östrogene dosisabhängig supprimiert. Mit einer Dosis von 1,25 mg/Tag reift das Vaginalepithel aus, und es wird eine Beseitigung der Hitzewallungen erreicht.

## Intranasale und sublinguale Applikation (s. Tabelle 3)

Nach intranasaler und sublingualer Applikation von Östradiol folgt dem schnellen Anstieg ein ebenso schneller Abfall der Plasmakonzentration. Der Östronspiegel verbleibt dagegen länger auf einem erhöhten Niveau und ist 2–3mal so hoch wie der des Östradiols. Möglicherweise kommt eine Umwandlung von Östradiol zu Östron in der Nasen- bzw. Mundschleimhaut oder in den Lymphgefäßen des Kopfes und des Halses in Frage (Rigg et al. 1977).

## Intramuskuläre Applikation (s. Tabelle 3)

Bei der intramuskulären Applikation entfalten die veresterten Östradiolderivate eine Depotwirkung. Der Depoteffekt ist um so anhaltender, je lipophiler die Substanz ist, je länger die Karbonsäure ist und je langsamer sie aus dem Fettgewebe freigesetzt wird. Die Ester werden im Blut, in der Leber und in den Zielorganen rasch in Östradiol und die betreffende Fettsäure gespalten. Östradiolcipionat hat einen ausgeprägteren Depoteffekt als Östradiolvalerat und Östradiolbenzoat.

Das Maximum liegt folglich niedriger und wird mit größerer Verzögerung erreicht (Tabelle 4). Ein weiterer Vorteil der intramuskulär applizierten Depotpräparate ist, daß die Östronspiegel nur 30–40% der Werte des Östradiols erreichen.

**Tabelle 4.** Einfluß der Östradiolveresterung auf Eintritt des Maximums des Östradiolspiegels

| Östradiolester | Östradiolspiegel (Maximum/Tage nach Applikation) |
|---|---|
| Benzoat | 1–2 |
| Valerat | 2–3 |
| Cipionat | 3–6 |

## Vaginale Applikation (s. Tabelle 3)

Östradiol wird durch die Vagina rasch und fast vollständig resorbiert. Es führen 2 mg zu einem 5mal so hohen Östradiolspiegel wie nach oraler Einnahme (Rigg et al. 1978). Die Tagesdosis von 0,2 mg mikronisiertem Östradiol reicht aus, um Östradiolspiegel wie in der Follikelphase zu erreichen. Das LH und das FSH werden nach vaginaler Applikation stärker unterdrückt. Die atrophe Scheide resorbiert etwas besser als die normale Vagina.

Östriol wird etwas schlechter und langsamer resorbiert als Östron und Östradiol (Lauritzen 1979). Bei der vaginalen Resorption spielt die Galenik eine bedeutende Rolle. So wird der maximale Östriolspiegel mit einem Suppositorium nach 1 h, mit einer Creme nach 2 h erreicht (Mattson u. Cullberg 1983). Östriolovula besitzen einen Depoteffekt, da sie erst nach 3–4 h völlig aufgelöst werden.

Konjugierte Östrogene werden ebenfalls vaginal resorbiert; allerdings werden erst nach längerer Anwendung Spiegel erreicht, wie sie nach peroraler Einnahme üblich sind. Bezogen auf die FSH-Supprimierung ist die Wirkung 6mal geringer, im Hinblick auf SHBG 16mal geringer als nach peroraler Applikation. Dient das Vaginalepithel als Bezugsgröße, so sind konjugierte Östrogene, die vaginal verabfolgt werden, 4mal wirksamer als nach peroraler Applikation (Deutsch et al. 1981).

## Rektale Applikation (s. Tabelle 3)

Die rektale Östrogenapplikation ist quantitativ und qualitativ mit der vaginalen vergleichbar.

## Transdermale Applikation (s. Tabelle 3)

Östrogene können durch die Haut gut resorbiert werden. Die Resorption ist von der Lipidlöslichkeit der Substanz und von der Abgabe aus dem Vehikel abhängig, wobei das Stratum corneum der Epidermis eine gewisse Barrierefunktion besitzt. Östrogene werden in dieser Schicht meist eine Zeitlang gebunden und daraus verzögert abgegeben. Die Epidermis hat demnach eine gewisse Reserve- oder Depotwirkung. Da die Haut zahlreiche Enzyme für die Steroidmetabolisierung enthält, ist in ihr die Konversion von Östradiol zu Östron möglich.

## Östradiolgel

In alkoholischer Lösung und in Gelform wird Östradiol durch Epidermis und Kutis resorbiert. Der Verlauf der Östrogenplasmakonzentration entspricht bei perkutaner Applikation eher der einer ovariellen Sekretion als nach oraler Medikation. Das FSH und das LH werden leicht gehemmt, Prolaktin steigt etwas an. Die Östrogenmangelsymptome werden durch die perkutane Therapie fast immer behoben. Da der First-pass-effect umgangen wird, kommt es nicht zum Anstieg der steroidhormonbindenden Proteine und Gerinnungsfaktoren. Die Lipide werden nicht verändert (Holst et al. 1983). Das Endometrium wird proliferiert. Nach Langzeitanwendung wird die perkutane Wirksamkeit nicht vermindert. Die Haut wird nicht geschädigt.

## Östradiolpflaster

Durch die transdermalen Östradiolapplikationen wird proportional zur Oberfläche des Pflasters eine gleichmäßige Menge Östradiol abgegeben und damit ein relativ konstanter Östradiol- und Östronspiegel erzielt, der bei Abgaberaten von 0,05 mg/Tag den Werten in der frühen Follikelphase entspricht. Der Östradiol-Östron-Quotient ist bei den höheren Dosen >1. Die mittlere Zunahme der Serumkonzentration von Östradiol und die Ausscheidung der Östradiolkonjugate im Urin sind dabei linear abhängig von der Dosis. Die errechneten Wirkstofffreisetzungsraten zeigen die gleiche lineare Dosisabhängigkeit. Die Serumkonzentration verläuft nach der anfänglichen, 8stündigen Sättigungsphase weitgehend horizontal und fällt nach 48 h langsam ab. Die Resorption verändert sich nach längerer Anwendung nicht wesentlich. Das FSH und das LH werden um 30 bzw. 20% supprimiert. Das Endometrium wird proliferiert (Whitehead et al. 1985), das Vaginalepithel wird von Parabasalzellen zu Superfizialzellen aufgebaut, die Kalziumausscheidung verringert; die in der Leber gebildeten Proteine, Lipide und Gerinnungsfaktoren zeigten keine signifikanten Veränderungen (Laufer et al. 1983). Die klimakterischen Beschwerden und atrophischen Erscheinungen am Genitale werden durch die transdermalen Pflaster mit Östradiol gut behoben.

Die unterschiedlichen Applikationsformen haben es ermöglicht, daß eine gezielte, individuell abgestimmte Hormontherapie fast bei jeder Frau durchführbar ist. So können durch vaginale, rektale und vor allem transdermale Applikation auch Frauen mit Neigung zu gastrointestinalen Beschwerden oder Kontraindikationen für die oralen Östrogeneinnahmen wie Leber- oder Gallenerkrankungen und mit vaskulären Risikofaktoren (Thromboembolie, diabetische und andere Gefäßerkrankungen, zerebrovaskuläre Leiden, Hypertriglyzeridämie) zielgerichtet im Klimakterium mit Östradiol substituiert werden.

## Literatur

Deutsch S, Ossowski R, Benjamin I (1981) Comparison between degree of systemic absorption of vaginally and orally administered estrogens at different dose levels in postmenopausal women. Am J Obstet Gynecol 139:967–968

Düsterberg B, Nishino Y (1982) Pharmacokinetic and pharmacological features of oestradiol valerate. Maturitas 4:315–324

Englund DE, Heimer G, Johansson EDB (1980) Influence of food and oestriol blood levels. Maturitas 6:71–75

Heinonen PK, Saarikoski S, Pyykkö K, Pystynen P (1982)Serum oestrone, oestradiol and oestriol levels in ovariectomized women receiving a high dose of oestradiol valerate. Maturitas 4:273–276

Holst J, Hofer PA, Cajander S, von Schoultz B (1982) Percutaneous estrogen therapy – a semi-quantitative histologic study of the abdominal skin. Acta Obstet Gynecol Scand 61:515

Holst J, Cajander S, Carström K, Damber MG, von Schoultz B (1983) Percutaneous oestrogen therapy opposed by lynestrenol or natural progesterone-effects on circulating oestrogens, FSH, sex hormone binding globulin and pregnancy zone protein. Maturitas 5:1

Kuhl H, Taubert H-D (1987) Wirkungsstärke der Östrogene. In: Das Klimakterium. Thieme Verlag, Stuttgart

Laufer LR, De Fazio JL, Lu JKH, Meldrum DR, Eggena P, Sambhi MP, Hershman JM, Judd HL (1983) Estrogen replacement therapy by transdermal estradiol administration. Am J Obstet Gynecol 146:533

Lauritzen C (1979) Erfahrungen mit einer Östriol-Vaginalcreme. Ther Gegenwart 118:3

Lauritzen C (1986) Die Behandlung der klimakterischen Beschwerden durch vaginale, rektale und transdermale Östrogensubstitution. Gynäkologe 19:248–253

Mandel FP, Geola FL, Lu JKH, Eggena P, Sambhi MP, Hershman JM, Judd HL (1983) Biological effects of various doses of vaginally administered conjugated equine estrogens in postmenopausal women. J Clin Endocrinol Metab 57:133–139

Mattson L-A, Cullberg G (1983) Vaginal absorption of two estriol preparations. Acta Obstet Gynecol Scand 62:393–396

Punnonen R, Söderström K-O (1983) The effect of oral estriol succinate therapy on the endometrial morphology in postmenopausal women: the significance of fractionation of the dose. Eur J Obstet Gynecol Reprod Biol 14:217–224

Rigg LA, Herman H, Yen SSC (1978) Absorption of estrogens from vaginal creams. N Engl J Med 298:195–197

Rigg LA, Milanes B, Villanueva B, Yen SSC (1977) Efficacy of intravaginal and intranasal administration of micronized estradiol-17. J Clin Endocrinol Metab 45:1261–1264

Schiff I, Tulchinsky D, Ryan KJ, Kadner S, Levitz M (1980) Plasma estriol and its conjugates following oral and vaginal administration of estriol to postmenopausal women: correlations with gonadotropin levels. Am J Obstet Gynecol 138:1137–1141

Strecker JR, Lauritzen C, Goessens L (1978) Plasma concentrations of unconjugated and conjugated estrogens and gonadotrophins following application of various estrogen preparations after oophorectomy and in the menopause. Maturitas 1:183–190

Whitehead MI, Padwick ML, Endacott J, Pryse-Davies J (1985) Endometrial responses to transdermal estradiol in postmenopausal women. Am J Obstet Gynecol 152:1079

# Die Osteoporose aus osteologischer Sicht: Wertigkeit diagnostischer Verfahren und Therapie

R. Ziegler

## Das Schicksal der Skelettmasse während des Lebens

Die Skelettmasse resultiert aus unabänderlichen steuernden Größen wie Erbmasse und Alter – veränderlich sind hingegen endokrine Faktoren wie Sexualhormone, Wachstumshormon, Schilddrüsenhormone, Glukokortikoide, des weiteren Faktoren der Ernährung; schließlich ist die körperliche Belastung von großem Einfluß, und letztendlich können auch Krankheitsprozesse wie eine Inflammation das Skelettsystem ungünstig beeinflussen. Die Abb. 1 zeigt den Einfluß des Alters und des Alterns – dabei sind vor allem im Hinblick auf das weibliche Geschlecht folgende kritischen Punkte zu beachten: Der Knochen des Kindes wächst ohne Sexualhormone in optimaler Weise – ab der Pubertät wird er jedoch zum sexualhormonabhängigen Organ. Dies spiegelt sich darin wider, daß es beim Ausbleiben der Pubertät *nicht* zum Aufbau der

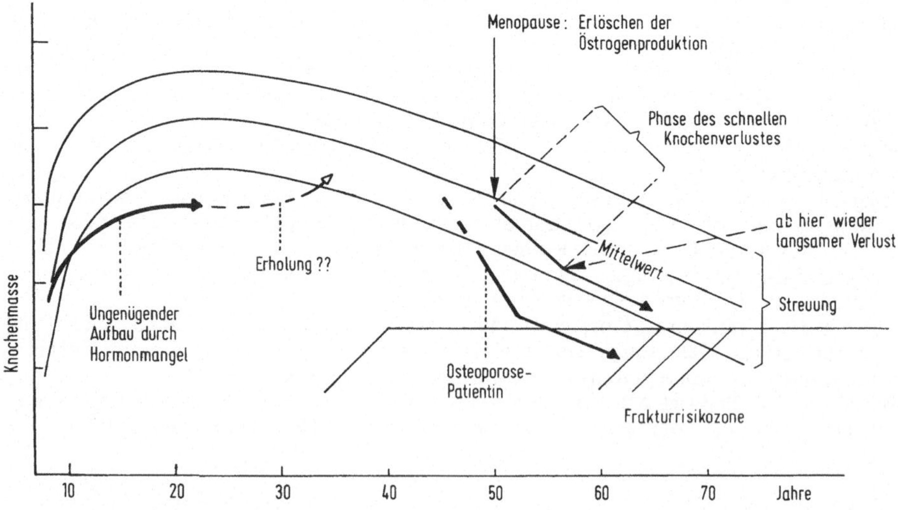


**Abb. 1.** Schicksal der Skelettmasse während des Lebens – Einwirkung osteoporoseerzeugender Noxen

optimalen Knochenmasse kommt, die wahrscheinlich eine der Vorbedingungen für das Gesundbleiben des Skelettes im späteren Leben ist.

Neuere Forschungen haben gezeigt, daß junge Mädchen und Frauen, die so hart körperlich trainieren, daß es zur Amenorrhö oder zur verspäteten Menarche kommt, häufiger zu Frakturen neigen als nicht so hart trainierende Geschlechtsgenossinnen, die ihre normale Östrogenproduktion beibehalten (Warren et al. 1986). In Zukunft werden gerade die Sportmediziner darauf zu achten haben, daß ein intensives Training (Übertraining?) mit der Folge einer Amenorrhö Anlaß zu einer entsprechenden Östrogensubstitution gibt.

Das Optimum der Knochenmasse hält sich nach dem Ausgewachsensein über ein bis zwei Jahrzehnte, danach kommt es zum allmählichen Abfall der Knochenmasse, die sich beim Gesunden mit einer Geschwindigkeit von 0,5–1% der Knochenmasse pro Jahr abspielt. Beim männlichen Geschlecht dürfte die Alterungskurve des Skelettes in etwa parallel zum leichten Abfall des Testosteronspiegels während des Älterwerdens abspielen. Beim weiblichen Geschlecht kommt es dagegen zu einem akuten Fortfall der Schutzwirkung der Östrogene mit der Menopause. Das Skelettsystem beantwortet den Östrogenverlust mit einer Beschleunigung des Skelettabbaus über einige Jahre – man spricht von der Phase des beschleunigten Knochenstoffwechsels („high turnover"). Bezogen auf die Zunahme der täglichen Kalziumausscheidung im Urin in dieser Zeit um 30 mg bedeutet dies eine Verdoppelungsrate des jährlichen Knochenmasseverlustes von 1% auf 2%. Mit neuen Verfahren der Knochendichtebestimmung wurde es möglich, die exakten Verlustraten bei den betroffenen Frauen zu bestimmen; sie können im ersten Jahr sogar über 10% betragen (Dambacher u. Rüegsegger 1985). Nach den Jahren des beschleunigten Knochenstoffwechsels pendelt sich dieser dann wieder auf das langsame Tempo ein, das sich auch beim Manne findet – es ist die Phase des langsamen Knochenstoffwechsels („low turnover") erreicht.

Es ist nun eine Frage der Ausgangssituation, des Ausmaßes und der Dauer des schnellen Knochenmasseverlustes, ob innerhalb weniger Jahre die Risikozone einer erhöhten Frakturneigung erreicht wird. Für die postmenopausale Osteoporose (Tabelle 1), die nach Riggs u. Mann (1987) als Typ-I-Osteoporose bezeichnet wird, ist es typisch, daß etwa 10–15 Jahre nach der Menopause ein so großer vorzeitiger Knochenmasseverlust erreicht wurde, daß es zu Frakturen kommt. Sie spielen sich bevorzugt an der Wirbelsäule ab, da diese als Areal des spongiösen Knochens besonders unter dem Östrogenausfall leidet. Die Biochemie der Entwicklung der postmenopausalen Osteoporose zeichnet sich durch ein eher niedrigeres Parathormon (bei Tendenz zu höheren Kalziumwerten, allerdings in der Norm) und erniedrigtes Vitamin-D-Hormon aus (Ziegler 1983). Im späteren Verlauf des Lebens tritt zu dem Verlust an spongiösem Knochen die Verminderung des kompakten Knochens hinzu – es werden jetzt auch die kompakten Knochen frakturanfällig (Riggs u. Mann 1987). Die Biochemie zeigt jetzt ein eher erhöhtes Parathormon bei dennoch eher ungenügendem Vitamin-D-Hormon. Die Männer, die bei der Typ-I-Osteoporose nur *ein Siebtel* der Patienten stellen, holen bei der Typ-II-Osteoporose auf und stellen nunmehr immerhin etwa *ein Drittel.*

**Tabelle 1.** Ursachen der Osteoporose

A) Idiopathische Osteoporose
B) Kindliche und juvenile Osteoporose
C) Prämenopausale Osteoporose
D) Postmenopausale Osteoporose
E) Senile Osteoporose
F) Endokrin verursachte Osteoporose
   1. Hormonmangel, z.B. Sexualhormonmangel
   2. Hormonüberschuß
      a) Hyperkortisolismus, b) Hyperthyreose
G) Osteoporose im Rahmen komplexer Osteopathien
   1. Intestinale Verursachung: Malabsorption, Maldigestion
   2. Besondere Formen der renalen Osteopathie
H) Neoplastische Erkrankungen, z.B. myeloproliferative und lymphodysplastische sowie maligne Systemerkrankungen wie Plasmozytom und Mastozytose
I) Entzündliche Erkrankungen
J) Osteoporose im Rahmen hereditärer Bindegewebserkrankungen, z.B. Osteogenesis imperfecta
K) Reduktion der statischen Kräfte am Knochen, z.B. Immobilisation, Schwerelosigkeit

Ähnlich wie der Gonadenhormonausfall (der in der Form des Testosteronmangels natürlich auch den Mann betreffen kann) wirken andere osteoporoseerzeugende Noxen wie länger dauernder Hyperkortisolismus oder wie eine über längere Zeit unbehandelte Hyperthyreose. Besonders ungünstig wirkt sich auch ein chronischer Kalziummangel in der Nahrung oder eine Störung in der Utilisierung dieses Skelettbausteins aus.

## Versuche zur Risikoerkennung mit neuen diagnostischen Verfahren

Aufgrund der Zusammenhänge zwischen Sexualhormonausfall und Knochenmasseverlust scheint das Problem der Osteoporose bei oberflächlicher Sicht einfach zu sein: Man substituiert alle Frauen ab der Menopause mit Östrogenen und verhindert so die Entstehung der Osteoporose.

Gegen diese Sicht sprechen verschiedene Argumente: Zum einen bekommt ja nur ein Teil der Frauen eine Osteoporose; dieser Teil soll natürlich nicht zu gering geachtet werden. Auf der anderen Seite fehlen etwa für Deutschland alle verläßlichen epidemiologischen Daten, wieviele Frauen nun tatsächlich später an einer postmenopausalen oder auch anderen Osteoporose erkranken. Des weiteren zeigt das Aufholen des männlichen Geschlechtes bei der Typ-II-Osteoporose, daß der Faktor Hormonmangel nur eine Komponente des gesamten Problems ist, denn die Männer behalten ja in der Regel eine beträchtliche Testosteronsekretion bis ins hohe Alter. Zu fordern sind also exakte Analysen der Gründe für Frakturen im Alter. Diese werden nur zum Teil in der Verminderung der Knochenmasse zu suchen sein; hinzu treten Frakturen aufgrund der Verschlechterung von Sehvermögen, Gehör, Muskelkraft, Geschwindigkeit der Reflexe etc. Ohne eine exakte Analyse dieser Faktoren könnte der Erfolg einer Osteoporoseprophylaxe mit Hormonen eine große Enttäuschung bedeuten.

Verstärkte Anstrengungen gelten daher dem Versuch, Risikopopulationen rechtzeitig zu erfassen, um eine Östrogenprophylaxe gezielter einzusetzen und damit ihre Effizienz zu steigern. Eine enthusiastisch aufgenommene Neuentwicklung waren die Geräte zur Knochendichtebestimmung, sei es durch Photonenabsorptiometrie, sei es mit Hilfe der quantitativen Computertomographie (Mazess 1984). Die Hoffnung, einen einzelnen Meßwert bereits diagnostisch heranziehen zu können, hat sich nicht bestätigt. Es liegt eine breite Überschneidung selbst zwischen manifesten Osteoporotikern und gesunden Kontrollpersonen vor, so daß man nur bei einem Teil der Gefährdeten Meßpunkte außerhalb der Norm finden wird. Selbst bei diesen, scheinbar eindeutigen Personen fehlen exakte Angaben über die spätere Häufigkeit von Frakturen. Die Beobachtungszeiten sind hier noch zu kurz.

Die Domäne der Geräte liegt in der Verlaufskontrolle – aus mehreren Meßpunkten soll dann eine Prognose des Verlaufs der Knochenmasse versucht werden. Mit einem sehr empfindlichen peripheren Computertomographen für den Unterarm haben Dambacher u. Rüegsegger (1985) zum Teil sehr dramatische Verlustraten des spongiösen Knochens bereits im ersten Jahr nach Ausfall der Östrogene beobachtet – die Autoren vermuten, hierbei könnte es sich um die Risikopopulation handeln. Wenn man aber von einer Verlustrate von 10% im ersten Jahr postmenopausal ausgeht, so ist klar, daß die entsprechende Frau diesen Verlust kaum sehr lange beibehalten wird – andernfalls schmölze das Skelett ja dahin. Es muß also auch bei der schnell Verlierenden („fast loser") zu einer Abnahme der Verlustgeschwindigkeit kommen. Verläßliche Meßdaten liegen hier noch nicht vor. Es ist also theoretisch denkbar, daß die schnell knochenverlierende Frau rascher in das langsame Tempo einmündet als es zum Beispiel eine Frau tun könnte, die zwar langsam während des ersten Jahres verliert („slow loser"), den langsamen Verlust jedoch für eine längere Anzahl von Jahren beibehält. Es ist somit zu früh, die schnell verlierenden Frauen automatisch mit der Risikopopulation gleichzusetzen. Dennoch wird man sich im Einzelfall bei ungünstigem Ausgangsmeßwert (niedrige Knochenmasse) und raschem Verlust für eine Prophylaxe entscheiden.

In der Arbeitsgruppe von Christiansen (1987) gingen die Bemühungen dahin, den schnellen Verlust biochemisch zu erfassen. Die Autoren meinen, durch eine gesteigerte Hydroxyprolinurie in Verbindung mit Markern des Knochenanbaus wie alkalische Phosphatase oder Osteokalzin eine Vorhersage treffen zu können, welche Frau als schnell verlierende gefährdet ist. Im Prinzip gilt für diese Befunde, die doch noch einer breiteren Bestätigung bedürfen, die gleiche Kritik wie für die Knochenmassebestimmung im ersten Jahr: Es fehlen die statistischen Belege dafür, daß der Anfangsverlust das entscheidende Warnsignal für das spätere Schicksal ist.

Bis auf weiteres kann man sich pragmatisch nur so verhalten: Frauen mit früher Menopause, mit Rückenbeschwerden oder anderen theoretischen Risikofaktoren für eine Osteoporose, wie familiäre Belastung, Unterversorgung mit Kalzium, sollten mit Hilfe der neuen Geräte zur Knochendichtemessung überwacht werden. Die Erfordernisse korrekter Messungen müssen eingehalten werden – so ist z.B. ein Gerätewechsel sinnlos, da die Vergleichbarkeit mit vorausgehenden Messungen dabei verlorengeht. Zeichnet sich ein sehr rascher Verlust ab, ist die Prophylaxe mit Östrogenen und Gestagenen in Entsprechung zu den aktuellen Empfehlungen (Deutsche Gesellschaft für Endokrinologie 1988) zu erwägen. Unbedingt zu empfehlen sind weitere Studien besonders in Deutschland, um diese Wissenslücke zu füllen, die zur Zeit dazu zwingt, mit fraglichen Übertragungen von Zahlen aus anderen Ländern, insbesondere den USA, zu operieren.

## Therapie der manifesten Osteoporose

Definitionsgemäß schließt der Begriff der Osteoporose als der einer Erkrankung das Frakturereignis ein (Hesch et al. 1988). Die Mehrzahl der Patienten kommt erst in diesem Stadium zum Arzt; bei der Typ-I-Osteoporose handelt es sich zumeist um Frauen im Alter von 60–65 Jahren. Aufgrund häufig undifferenzierter Beschwerden wie Rückenschmerzen oder auch nach Frakturen bzw. der Feststellung des Kleinerwerdens wird geröntgt – das Röntgenbild ergibt dann den Befund der Kalkarmut mit eingetretenen Schäden. Nur selten läßt das Röntgenbild den Schluß zu, daß es sich um eine sekundäre, symptomatische und nicht um eine primäre, idiopathische Osteoporose handelt – diese Differentialdiagnostik muß durch ein entsprechendes diagnostisches Programm beantwortet werden. Tabelle 1 zählt die Ursachen der Osteoporose auf, die es auszuschließen gilt. Der diagnostische Weg hat bei einer ausführlichen Anamneseerhebung und körperlichen Untersuchung zu beginnen, bei der sich der Arzt die Fragen der Tabelle 2 stellt. Während der Faktor Sexualhormonmangel beim weiblichen Geschlecht noch eher Beachtung findet, ist dies beim Manne bedauerlicherweise seltener der Fall. Immer wieder werden Osteoporotiker nicht einmal veranlaßt, die Unterhose auszuziehen, damit das

**Tabelle 2.** Bei der Anamneseerhebung und körperlichen Untersuchung von Osteoporotikern zu beachtende Risikopunkte

| |
|---|
| Hinweise für Hypogonadismus? |
| – Vorzeitige Menopause, Ovarektomie |
| – Abnahme der Potenz, Hodenschaden |
| Fehl- oder Mangelernährung? |
| Malabsorption, Maldigestion? |
| Chirurg. Eingriffe am Intestinaltrakt? |
| Verdacht auf maligne Erkrankung? |
| Niereninsuffizienz? |
| Endokrinopathie? |
| – z.B. prim. Hyperparathyreoidismus, Hyperthyreose, Cushing-Syndrom u.a. |
| Medikamentenanamnese |
| – Glukokortikoide, Heparin |

**Tabelle 3.** Fluoridpräparate für die medikamentöse Therapie der Osteoporose (in Verbindung mit Kalzium und/oder Vitamin D)

| Natriumfluorid: | | Fluoridgehalt ($F^-$), mg pro Tbl. | pro Tag | $Ca^{++}$ adjuvant pro Tag, mg | Vit. D adjuvant pro Tag, IE |
|---|---|---|---|---|---|
| NaF | (25 mg) | 11,3 | 33,9–45,2 | 1000 | 3000 |
| | (40 mg) | 18,1 | 36,2 | 1000 | 3000 |

| Natriummonofluorophosphat mit $Ca^{++}$-Salzen | Fluoridgehalt ($F^-$), mg pro Tbl. | pro Tag | $Ca^{++}$ pro Tag, mg |
|---|---|---|---|
| (Tridin) | 5 | 3 Tbl.: 15 | 450 |
| | | 6 Tbl.: 30 | 900 |

Genitale inspiziert werden kann. Auch die Sexualanamnese unterbleibt nicht selten, wenn der Mann nicht selber auf Probleme wie Verlust von Potenz und Libido zu sprechen kommt.

Wenn Anamneseerhebung und körperliche Untersuchung unverdächtig verlaufen sind, ist das Laborminimalprogramm der Abb. 2 zu empfehlen. Die primäre, idiopathische Osteoporose zeigt bei sämtlichen Parametern Normalwerte – falls der eine oder andere Parameter pathologisch ausfällt, muß sich die entsprechende breitere Diagnostik anschließen (z.B. bei einer Erhöhung der alkalischen Serumphosphatase sind Lebererkrankungen auszuschließen; bei Nachweis der ossären Herkunft helfen die Skelettszintigraphie, weitere Röntgenaufnahmen, eventuell die Knochenbiopsie zur endgültigen Abklärung).

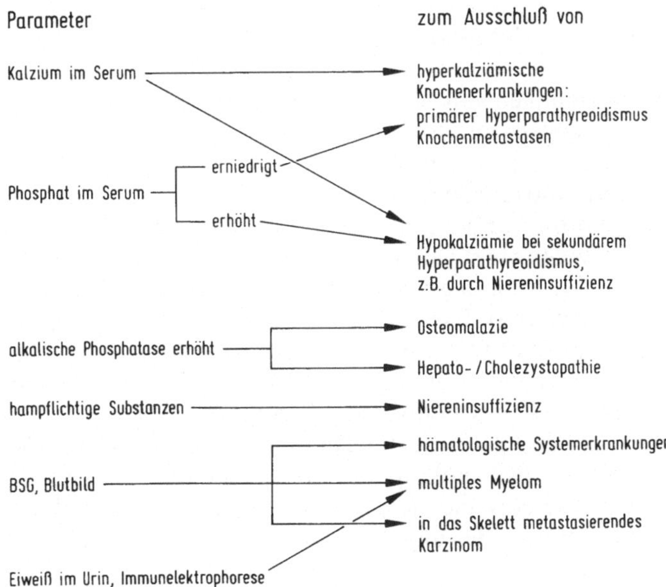


**Abb. 2.** Laborminimalprogramm bei Osteoporose

Die Spezialdiagnostik setzt also ein Fündigwerden bei Anamneseerhebung, Untersuchung bzw. Laborminimalprogramm voraus.

Für die Behandlung der manifesten Osteoporose stellt sich nun die Frage der Medikamente. Während des letzten Internationalen Osteoporose-Symposions in Dänemark (Christiansen et al. 1987) wurden Zunahmen der Knochendichte eigentlich unter fast allen therapeutischen Prinzipien wie Kalzitonin, Vitamin-D-Hormon, Diphosphonate, Anabolika mitgeteilt, ohne daß aber bereits verläßliche Daten zum Rückgang der Frakturen unter diesen Therapieformen dargeboten worden wären. Man muß jedoch für den Nachweis einer effizienten Osteoporosetherapie den Nachweis der Abnahme der Frakturen erbringen.

Die meisten Daten mit dem Beleg einer Abnahme von Frakturen liegen nach wie vor von der Therapie mit Fluoriden vor. Bei einer großen retrospektiven Studie teilten Riggs et al. (1982) bei Fluortherapierten immerhin eine Abnahme der Brüche im Vergleich zu Unbehandelten auf etwa ein Drittel mit. Diese Abnahme entsprach der eines Kollektivs unter Östrogentherapie. Eine fast völlige Aufhebung von Frakturen fand sich in einem Kollektiv mit Natriumfluorid *und* Östrogenen.

Wir selbst verabreichen Fluoride über 3–4 Jahre in den in Tabelle 3 genannten Dosen. Adjuvant verabreichen wir Kalzium, dessen Wirksamkeit allgemein anerkannt ist, und kleine Dosen Vitamin D, dessen Notwendigkeit jedoch nicht bewiesen ist.
Da das Zählen von Wirbelfrakturen immer noch ein recht ungenauer Parameter der Wirksamkeit einer Osteoporosetherapie ist, da z.B. ein bereits angebrochener Wirbel eine weitere Verformung erfahren kann, entwickelten wir ein neues Auswertungssystem von Röntgenbildern, das alle Verformungen erfaßt (Minne et al. 1988). Als „spinalen Deformierungs-Index", SDI, bezeichnen wir die Summe der Wirbelverformungen an Vorderkante, Mittelhöhe oder Hinterkante, bezogen auf die Höhe des Brustwirbels Nr. 4, der sich kaum je verformt. Durch diese Berechnungsmaßnahme sind Einbrüche oder Verformungen von Menschen verschiedener Größe vergleichbar – diese Voraussetzung ist für Befundvergleiche in Studien und auch Evaluationen von Therapieformen erforderlich.

Die Abb. 3 zeigt den Verlauf des SDI bei Patienten und Patientinnen unter Natriumfluoridtherapie (rechts) im Vergleich zu Patienten, die an anderer Stelle beobachtet, aber nicht therapiert wurden (etwa weil die betreuenden Ärzte der Meinung waren, eine effiziente Osteoporosetherapie stünde nicht zur Verfügung). Es zeigt sich eindeutig, daß die Verformungen im 1. Behandlungsjahr noch fortschreiten, danach aber praktisch vollständig zum Stillstand kommen (zumindest ab dem 3. Behandlungsjahr). Demgegenüber gehen die Verformungen bei unbehandelten Patienten weiter.

Der Überwachung der Therapie dient das jährliche Röntgen, um rechtzeitig mit der Behandlung aufhören zu können, wenn sich erste Zeichen einer Fluoridose erkennen lassen. Die therapiebedingte Fluoridose ist in der Regel das Ergebnis einer ungenügenden Kontrolle.

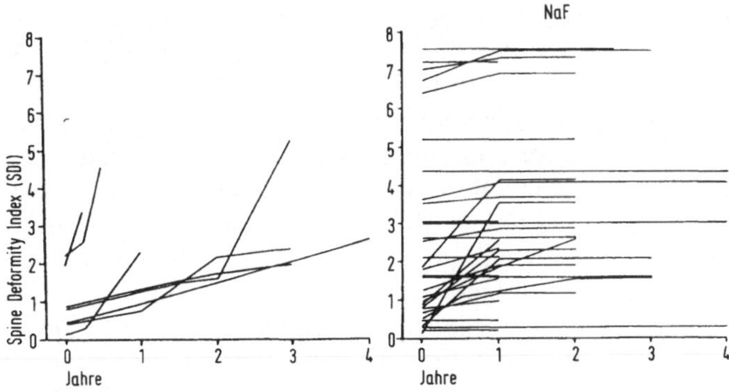


**Abb. 3.** Deformierung der Wirbelsäule, gemessen mit SDI, bei unbehandelten Osteoporotikern *(links)* sowie Patienten unter mehrjähriger Fluoridtherapie. (Nach Minne et al. 1988)

Die abendliche Einnahme der Natriumfluoridpräparate (getrennt vom Kalzium, das morgens und mittags eingenommen wird) vermindert die Häufigkeit gastrointestinaler Nebenwirkungen. Die bekannten paraartikulären Schmerzen besonders an den Sprunggelenken können als Zeichen einer unnötig hoch dosierten Behandlung gelten. Die Deutung der Verursachung ist noch nicht abgeschlossen. Zum einen wurden periostale Reizerscheinungen angenommen, zum anderen Mikrofrakturen oder Mikrokallusbildungen im Knochen selbst, die sich szintigraphisch und auch bioptisch feststellen ließen, ohne daß jedoch eine Bedrohung des Knochens im Sinne des Einsinkens hiervon abzuleiten ist. Beim Auftreten derartiger Beschwerden empfiehlt sich eine Pause des Fluorpräparates von 4 Wochen, danach kann mit der halbierten Dosis weiterbehandelt werden. Nach 3–4 Jahren ist in der Regel eine Beendigung der Behandlung möglich.

Die medikamentöse Therapie wird unterstützt durch Schmerzmittel (hier kann auch vorübergehend Kalzitonin eingesetzt werden), essentiell ist auch die Remobilisierung. Nach Schmerzlinderung sollten frühzeitig krankengymnastische Übungen, Schwimmen etc. einsetzen, damit die physikalische Belastung den Zugewinn des unter Fluoridreiz neugebildeten Knochens auch erhält.

## Zukunftsaspekte

Die Entdeckung des Kalzitonins erweckte große Hoffnungen für eine effiziente Osteoporosetherapie. In der Daueranwendung vermag das Hormon bei einem Teil der Patienten durchaus die Knochenmasse zu steigern – nach Agrawal et al. (1980) ist allerdings mit einer Versagerquote in der Höhe von etwa der Hälfte der Behandelten zu rechnen. Aus diesem Grunde ziehen wir die Fluortherapie mit einer deutlich höheren Erfolgsaussicht (70–80%) vor. Möglicherweise ist Kalzitonin besonders wirksam, wenn man den Patienten im Stadium des schnellen Knochenmasseverlustes diagnostiziert. Vielleicht schafft in Zukunft die bessere Selektion eine klarere Indikation für die Kalzitonintherapie bei der Osteoporose. Des weiteren sind Versuche der Osteoporoseprophylaxe mit Kalzitonin bei Frauen im Gange, die Östrogene nicht vertragen bzw. aufgrund einer Tumorerkrankung nicht erhalten sollten.

Zu den experimentellen Therapieversuchen zählen Behandlungsschemata mit Parathormon. Dieses Hormon ist am Knochenumbau beteiligt, indem es die Osteoklasten aktiviert, die ihrerseits über ein Kopplungssignal die Osteoblasten zur vermehrten Tätigkeit anregen. Zyklische Therapieschemata nach dem *ADFR*-Schema folgen dem Konzept der Kopplung: *A* = *A*ktivierung (durch endogenes oder exogenes Parathormon aktiviert man die Osteoklasten und hofft, daß ihr Signal auch die Osteoblasten aktiviert), *D* = *D*epression (man unterdrückt die Tätigkeit der Osteoklasten durch Kalzitonin oder Diphosphonate), *F* = *f*reies Intervall oder *F*ormationsphase (man läßt die Osteoblasten arbeiten, bis sie wieder erlahmen, da der Kopplungsreiz nicht mehr vorhanden ist), *R* = *R*epetition (nach Wochen bis Monaten wiederholt man den Zyklus, um auf diese Weise die Knochenmasse „aufzuschaukeln“).

Ermutigende Resultate (Anderson et al. 1984) liegen vor, ohne daß bisher jedoch von einer Standardisierung die Rede sein könnte, die die Behandlung einzelner Patienten außerhalb von Studien empfehlenswert sein ließe. Die Forschungen auf diesem Gebiete werden während der nächsten Jahre aufzeigen, ob ein Synchronisieren der Knochenzellen in dem gewünschten Umfang möglich ist. Bis zum Vorliegen entsprechender Daten bleibt als verläßlichste Basis einer medikamentösen Osteoporosetherapie die mit Fluoriden (Ziegler u. Minne 1987).

## Literatur

Agrawal R, Wallach S, Cohn S, Tessier M, Verch R, Hussain M, Zanzi J (1981) Calcitonin treatment of osteoporosis. Pecile A Calcitonin 1980: Excerpta Medica Amsterdam ICS 540:237–246

Anderson C, Cape RTD, Crilly RG, Hodsman AB, Wolfe BM (1984) Preliminary observations on a form of coherence therapy for osteoporosis. Calcif Tissue Int 36:341–346

Christiansen C (1987) Selection of postmenopausal women for estrogen therapy. In: Christiansen C, Johansen JS, Riis BJ (eds) Osteoporosis 1987. Osteopress ApS, Copenhagen, pp 533–538

Christiansen C, Johansen JS, Riis BJ (1987) Osteoporosis 1987. Osteopress ApS, Copenhagen

Dambacher MA, Rüegsegger P (1985) Nichtinvasive Untersuchungsmethoden bei Osteoporosen. Ther Umsch 42:339–350

Deutsche Gesellschaft für Endokrinologie (1988) In: Ziegler R, Östrogen/Gestagen-Substitution während und nach den Wechseljahren. Dtsch Ärztebl 85:1927–1930

Hesch RD, Minne H, Ringe JD, Seif F, Ziegler R (1988) Nomenklatur der Osteoporose. Endokrinologie-Informationen 12:69–70

Mazess RB (1984) Advances in single- and dual photon absorptiometry. In: Christiansen C, Arnaud CD, Nordin BEC, Parfitt AM, Peck WA, Riggs BL (eds) Osteoporosis, pp 57–63

Minne HW, Leidig G, Wüster C, Siromachkostov L, Baldauf G, Bickel R, Sauer P, Lojen M, Ziegler R (1988) A newly developed spine deformity index (SDI) to quantitative vertebral crush fractures in patients with osteoporosis. Bone 3:335–349

Riggs BL, Mann KG (1987) Assessment of bone turnover in osteoporosis using biochemical markers. In: Christiansen, C, Johansen JS, Riis BJ (eds) Osteoporosis 1987. Osteopress ApS, Copenhagen, pp 672–676
Riggs BL, Seemann E, Hodgson SF, Traves DR, O'Fallon WM (1982) Effect of the fluoride/calcium regimen on vertebral fracture occurrence in postmenopausal women. N Engl J Med 306:446–450
Warren MP, Brooks-Gunn J, Hamilton LH, Warren LF, Hamilton WG (1986) Scoliosis and fractures in young ballet dancers. Relation to delayed menarche and secondary amenorrhea. N Engl J Med 314:1348–1353
Ziegler R (1983) Hormonale Behandlung und Prophylaxe der Osteoporose. In: Schneider HPG (Hrsg) Klimakterium der Frau. Schering, Berlin, S 53–80
Ziegler R, Minne H (1987) Osteoporose 1987 – im Wandel? MMW 129:642–649

# Langfristige Östrogen- und Gestagenbehandlung zur Osteoporoseprophylaxe – Nutzen und Risiken

H. P. G. Schneider

## Einleitung

Alle Strategien der Prävention und Behandlung einer Osteoporose werden bewertet nach ihrer Effektivität, die Fraktur zu verhindern. Da sich prospektive klinische Studien mit dem Parameter Frakturhäufigkeit in der Praxis kaum durchführen lassen, bevorzugen die meisten Autoren als Bezugspunkt die Knochenmasse. Viele epidemiologische Studien belegen den Zusammenhang zwischen Knochenmasseverlust und erhöhtem Frakturrisiko (Abb. 1). Mit zunehmendem Alter ändern sich auch die qualitative Knochenstruktur sowie das Belastungsprofil. Da unser Verständnis der Mechanismen des Knochenan- und -abbaus noch sehr lückenhaft ist, müssen alle kurzfristigen Beobachtungen von Veränderungen des Knochenmineralgehaltes und entsprechender laborchemischer Parameter mit Zurückhaltung interpretiert werden. Dennoch hat gerade hierdurch die Osteoporoseforschung einen erheblichen Fortschritt erfahren und erlaubt heute ein besseres Verständnis der Knochenphysiologie und ihrer therapeutischen Beeinflussung.

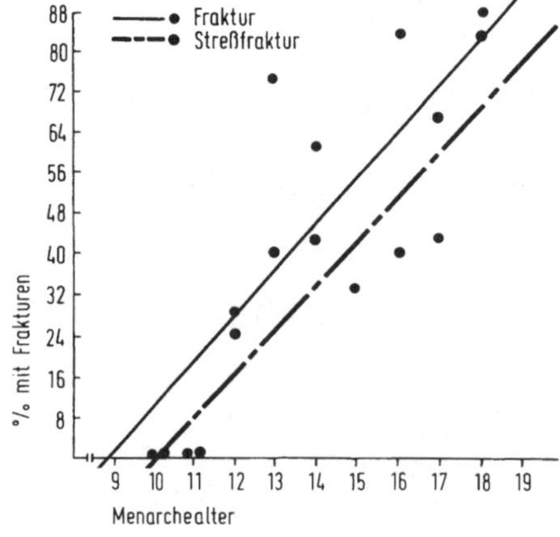


**Abb. 1.** Verhältnis von Menarchealter und Anteil der Frauen (%) mit Frakturen (n = 75) und Streßfrakturen (Frakturen ohne akutes Trauma: n = 40). (Nach Warren et al. 1986)

## Prävention der Osteoporose

### Aufbau einer maximalen Knochenmasse

In den Jahren des puberalen Wachstums und einige Jahre danach baut der Knochen Mineralien ein. Die Spitzenknochenmasse wird im Alter zwischen 25 und 35 Jahren erreicht und ist eine entscheidende Determinante für das spätere Osteoporoserisiko (Abb. 2). Zu den Faktoren, die außer der genetischen Prädisposition für eine größere Knochenmasse sorgen, gehören die Kalziumaufnahme und muskelaufbauende Übungen. Eine Populationsstudie in Jugoslawien zeigt den Zusammenhang zwischen mangelhafter Kalziumdiät und einer niedrigen Knochenmasse nach Erreichen der Skelettreife (Matkovic et al. 1979). Frauen, die in einem Dorf mit hoher nahrungsbedingter Kalziumaufnahme lebten, hatten eine höhere Knochenmasse in allen Altersstufen als Frauen eines Vergleichsdorfes mit niedriger Kalziumaufnahme; am auffallendsten war dieser Unterschied jedoch in der jüngeren Altersgruppe. Auch die Hüftfrakturen waren seltener bei der kalziumbetonten Ernährungsweise. Im Postmenopausealter waren beide Populationen jedoch in gleicher Weise vom Knochenverlust betroffen. Den größten Effekt hat die Kalziumaufnahme offenbar im Wachstumsalter. Auch hat Kanders nachweisen können, daß 25- bis 35jährige Frauen mit aktivem sportlichen Training und höherer Kalziumaufnahme (gezielte Kalziumsubstitution) eine größere Knochenmasse entwickelten als solche mit sitzender Lebensweise und geringerer Kalziumzufuhr (Kanders et al. 1984). Die tägliche Kalziumaufnahme während des maximalen Skelettwachstums beträgt 150–200 mg täglich bei einer durchschnittlichen 25%igen Kalziumabsorption. Aus diesen Gründen bedürfen Heranwachsende einer täglichen Kalziumaufnahme von 800 mg. Obwohl der Kalziummangel in jedem Alter vermieden werden sollte, hat eine hohe Kalziumdiät offenbar keinen zusätzlichen knochenbildenden Effekt unter jungen

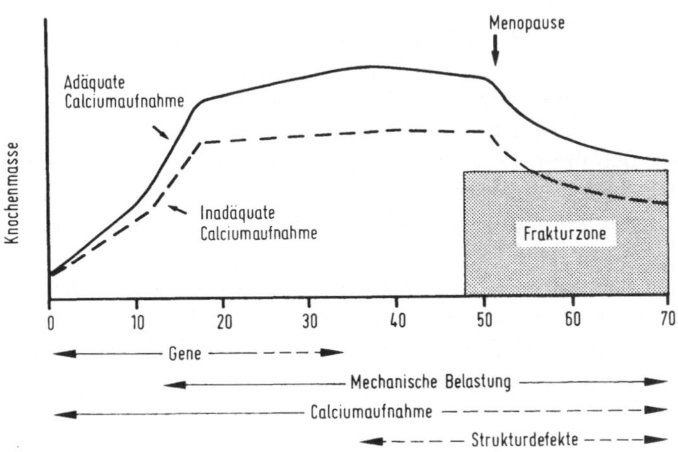


**Abb. 2.** Altersprofil der Knochenmasse einer Frau. (Nach Heaney 1987)

Menschen. Matkovic et al. konnten bei bewußt höherer Kalziumaufnahme keinen zusätzlichen Effekt der Knochenmineralisation nachweisen.

Die Muskelmasse korreliert eng mit der Knochenmasse; beide werden mit höherem Alter eingebüßt. Die enge Beziehung zwischen Knochen- und Muskelmasse geht jedoch bei weiblichen Athletinnen verloren, die zugleich eine Amenorrhö entwickeln (Drinkwater et al. 1984). Andere Verhaltensweisen, die eine hohe Knochenmasse erreichen helfen, sind offenbar Verzicht auf Rauchen und Alkohol. Der Gebrauch oraler Kontrazeptiva sowie die Schwangerschaft scheinen mit einer höheren Knochenmasse zu korrelieren, während die Amenorrhö, unabhängig von ihrer Ursache, zu einer erniedrigten Knochenmasse führt.

## Prävention des Knochenmasseverlustes

Die Osteoporose – eine Verminderung der Knochenmasse gegenüber der alters- und geschlechtsspezifischen Norm – (Kruse u. Kuhlencordt 1984) bedeutet einen weitgehend irreversiblen metabolischen Prozeß. Diese häufigste generalisierte Knochenstoffwechselerkrankung betrifft jede 3.–4. Frau im Alter von über 50 Jahren in der Bundesrepublik Deutschland; 2,9–3,5 Millionen von ca. 11,7 Millionen Frauen sind an einer Osteoporose erkrankt. Genauere epidemiologische Daten für die Bundesrepublik fehlen. In den USA versterben ungefähr 1% aller Frauen an den Folgeerkrankungen osteoporotischer Frakturen. Chronischer Östrogenmangel in der Postmenopause, aber auch eine primäre Amenorrhö oder durch Leistungssport induzierte Amenorrhö wie auch jede andere sekundäre Amenorrhö führen im Endeffekt mit einer Latenz von 5–10 Jahren zu dieser Erkrankung, die einen irreversiblen Zustand markiert. Jede Frau verliert im Laufe ihres Lebens etwa 35% ihrer kortikalen und etwa 50% ihrer trabekulären Knochenmasse. Ab dem 40. Lebensjahr kann jede Frau mit einem jährlichen Verlust von 0,3–0,5% Kortikalis rechnen. In den ersten Jahren nach der Menopause tritt eine Akzeleration mit einem Verlust von 2–3% pro Jahr, in einer Minderheit auch 10% pro Jahr ein. Der Abbau des trabekulären Knochens beginnt schon ab dem 30.–35. Lebensjahr mit einem jährlichen Verlust von ca. 0,6% und beträgt ca. 6% pro Jahr in der Perimenopause sowie ca. 9% pro Jahr nach bilateraler Ovarektomie, in Einzelfällen gelegentlich noch wesentlich mehr. Ein Drittel aller Frauen über 65 Jahre haben Wirbelkörperdeckplatteneinbrüche, im Alter ab 40 Jahren aufwärts verdoppelt sich die Zahl von Unterarmfrakturen im Abstand von jeweils 6–7 Jahren; beide Frakturlokalisationen sowie verstärkter Zahnverlust sind typisch für die postmenopausale Osteoporose. Größenverlust und BWS-Kyphose sowie chronische, langsam progrediente, springende Gelenk- und Rückenschmerzen sind Symptome dieser Erkrankung. Die Prädilektionsstellen zeichnen sich durch eine beschleunigte Resorption vorwiegend trabekulären Knochens ohne ausreichende kompensatorische Neubildung aus.

## Physiologische Bedeutung der Sexualhormone

Der Abfall der endogenen Östradiolsekretion in der Prämenopause bewirkt eine Verstärkung der Parathormonwirkung am Skelettsystem, was eine negative Kalziumbilanz des Knochens bedeutet. Die ossäre Kalziumausschüttung steigt in der Perimenopause, dadurch vermindert sich die Parathormonsekretion der Nebenschilddrüsen. Die parathormonabhängige, renale 1 α-Hydroxylierung von 25-(OH)- zum 1,25-$(OH)_2$-Cholecalciferol, dem aktiven Vitamin D, wird sekundär supprimiert, die intestinale Kalziumabsorption vermindert sich mit zunehmendem Alter. Zusätzlich reduziert sich in der Perimenopause die östrogenabhängige Kalzitoninsekretion mit der Folge einer gesteigerten Osteoklastenaktivität. Es resultiert eine negative Kalziumbilanz. Neben der Beeinflussung der primären am Knochenstoffwechsel beteiligten Hormone wie Kalzitonin, Parathormon und aktiviertes Vitamin D wirkt Östradiol offenbar auch direkt über nukleäre Rezeptoren an Osteoblasten (Eriksen et al. 1988). Nach orthopädischem Eingriff angefallene Knochenspäne wurden in verschiedenen Zellinien gezüchtet und ließen in der Kultur folgende für die Existenz eines nukleären Östradiolrezeptors sprechende Beobachtungen zu:

1. Zell- und Gewebespezifität an Osteoblasten,
2. steroidspezifische Bindung am Zellkern,
3. Sättigung der nukleären Bindung,
4. Temperaturabhängigkeit,
5. Induktion eines nukleären Progesteronrezeptors nach Vorbehandlung der Osteoblastenkultur mit 17 β-Östradiol.

Letzteres gilt als charakteristische biologische Reaktion einer zellulären Östradiolrezeptorbindung.

Kortisol bindet an osteozytäre Rezeptoren und fördert die biologische Wirkung von Parathormon und aktiviertem Vitamin D. Östrogene induzieren die Proteinsynthese der Leber (e.g. kortisolbindendes Globulin) und vermindern hierdurch die Kortisolwirkung. Dieser Effekt auf die Proteinsynthese verliert sich allmählich während der ersten postmenopausalen Jahre des Östrogenmangels; dieser Mechanismus mag der Grund für den akzelerierten Knochenverlust der frühen postmenopausalen Jahre sein. Progesteron konkurriert um die hochaffinen Bindungsstellen der Glukokortikoide am Knochen, verhindert die Kortisolbindung an den Osteozyten und hat damit einen östrogenunabhängigen schützenden Effekt (Chen et al. 1977; Yoshioka et al. 1980). Die klinischen Daten sprechen sogar für einen günstigen Effekt des Progesterons auf die Knochenmineralisation, es werden im Nüchternurin reduzierte Kalzium- und Hydroxyprolinspiegel nachgewiesen.

## Zur Pathogenese der Osteoporose

Seit der ursprünglichen Beschreibung der postmenopausalen Osteoporose durch Albright et al. (1940), die eine Beziehung zwischen Osteoporose und

Östrogenmangel herstellten, können wir noch immer keine genaue Definition der metabolischen Veränderungen geben, die im Zusammenhang mit hormonellen Stoffwechselstörungen der Postmenopause den Metabolismus der Knochenzellen beeinflussen. Der Östrogenmangel, die parathormoninduzierte Knochenresorption und Kalziummobilisierung, der Abfall des Parathormonspiegels und die Deaktivierung des Vitamin D und damit der intestinalen Kalziumaufnahme können durch Östrogensubstitution kompensiert werden. Dabei nehmen wir an, daß Östradiol die renale 1 α-Hydroxylase aktivieren kann. Unter Östrogensubstitution bleiben auch die Harnkalzium- und -hydroxyprolinausscheidung auf prämenopausalem Niveau (Nordin et al. 1980). Die primäre Störung bei postmenopausaler Osteoporose ist eine reduzierte Knochenmasse (Osteopenie), die aus einer verstärkten Knochenresorption gegenüber der Neubildung resultiert. Der trabekuläre Knochen ist stärker betroffen als der kortikale. Deshalb sind auch die an trabekulären Elementen reichen Knochen, die auch für die Gewichtsbelastung des Körpers verantwortlich sind, die primären Frakturobjekte. Dies sind insbesondere die Wirbel, Rippen, der proximale Femur, das Becken und der distale Radius. Unsere pathophysiologischen Grundkenntnisse erklären jedoch nicht die individuelle Disposition, die hinzutreten muß, wenn eine Frau in der Postmenopause eine Osteoporose entwickelt; der Östrogenmangelzustand allein betrifft jede postmenopausale Frau, aber nicht jede Frau ist von dieser Knochenstoffwechselerkrankung betroffen. Es sind verschiedene Modelle entwickelt worden, um den altersabhängigen Knochenverlust zu beschreiben. Grundsätzlich wird davon ausgegangen, daß die Osteoporose sich entweder als Folge eines beschleunigten Knochenabbaus manifestiert oder sich als unvermeidbares Resultat einer im ersten Lebensdrittel suboptimal verlaufenden Wachstums- und Aufbauphase mit einer unterdurchschnittlichen Knochenstärke einstellt. Die Osteoporose schiebt sich mit zunehmender Lebensdauer des Individuums immer weiter in den Vordergrund neben anderen chronischen Alterserkrankungen.

Die Bedeutung der Östrogene für das Risiko der Knochenfrakturen läßt sich ablesen aus dem Verhältnis von Menarchealter und dem Anteil der Frauen, die eine Fraktur oder Streßfraktur (Fraktur ohne akutes Trauma) entwickeln; Warren et al. (1986) haben die Korrelation zwischen späterem Menarchealter und höherem Frakturrisiko aufgezeigt (s. Abb. 1). Die Auswertung der osteoporotischen Wirbelfrakturen durch die Heidelberger Arbeitsgruppe (Leidig et al., persönliche Mitteilung) hat eine statistisch haltbare ($r = 0{,}429$) Beziehung zwischen der Dauer der Östrogenexposition in Jahren und dem Alter hergestellt, in dem die Fraktur zuerst diagnostiziert wird (Abb. 3). Die Bedeutung der Östrogene wird auch erkennbar aus dem 6:1-Verhältnis vertebraler Frakturen bei Frauen im Vergleich zu Männern (Melton u. Riggs 1983), durch die knochendensitometrisch nachgewiesene Beschleunigung des kortikalen (Richelson et al. 1984) und trabekulären (Genant et al. 1982) Knochenverlustes in der frühen postmenopausalen Periode sowie durch eine Verzögerung des Knochenverlustes nach Östrogenverabfolgung. Kortikaler und trabekulärer Knochenverlust tritt auch bereits vor der Menopause ein (Mazess 1982); die hierdurch aufgeworfene Frage, inwieweit

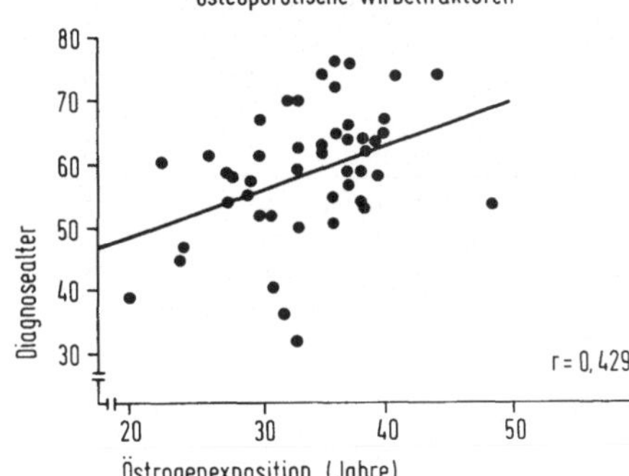


**Abb. 3.** Östrogenexposition und Diagnosealter osteoporotischer Wirbelfrakturen. (Nach Leidig et al., in Vorber.)

der Alterungsprozeß eine von den Östrogenen unabhängige Rolle spielt, wurde von Richelson et al. (1984) in einer Populationsstudie untersucht (Tabelle 1). Dabei wurde eine Gruppe von jeweils 14 ovarektomierten Frauen einer gleichen Anzahl peri- und postmenopausaler Frauen gegenübergestellt (mittleres Alter 54, 52 und 73 Jahre respektive; durchschnittlicher Östrogenmangel 22, 0,3 und 22 Jahre). Die Knochendichte wurde durch SPA und DPA bestimmt. Im Vergleich zur perimenopausalen Gruppe hatten sowohl die ovarektomierten als auch die spät menopausalen Frauen eine signifikant niedrigere Knochendichte des Radius des Oberschenkelhalses, der intratrochantären Femurregion und der Lendenwirbelsäule. Da der Knochenverlust der ovarektomierten Gruppe nahezu identisch war mit dem der postmenopausalen Frauen, hat die Arbeitsgruppe um Riggs aus diesen Daten geschlossen, daß nicht das Alter, sondern der Östrogenmangel als entscheidende Ursache für den Knochenverlust innerhalb der ersten beiden Dekaden nach der natürlichen Menopause zu gelten hat.

Frauen haben im Alter von 80 Jahren ihre Knochenmasse um 47% reduziert, Männer um 14%. Der hier erkennbare Geschlechtsdimorphismus, der zu der Vermutung Anlaß gab, die Sexualhormone würden etwa die Hälfte der

**Tabelle 1.** Knochendichte (BMC) verschiedener Skelettregionen bei ovarektomierten, perimenopausalen und postmenopausalen Frauen. (Nach Richelson et al. 1984)

| Lokalisation | BMC [g/$cm^2$] Ovarektomie (n = 14) | Perimenopause (n = 14) | Postmenopause (n = 14) |
|---|---|---|---|
| Alter (Jahre) | 54,1 ± 0,6 | 51,8 ± 0,5 | 72,6 ± 0,9 |
| Dauer des Östrogenmangels (Jahre) | 22,1 ± 0,7 | 0,3 ± 0,1 | 21,9 ± 0,8 |
| Radiusmitte | 0,89 ± 0,04[a] | 1,05 ± 0,04 | 0,86 ± 0,04[a] |
| Oberschenkelhals | 0,87 ± 0,05[b] | 1,16 ± 0,04 | 0,83 ± 0,03[b] |
| Intertrochantärer Femur | 0,92 ± 0,06[c] | 1,10 ± 0,05 | 0,81 ± 0,03[b] |
| LWS | 0,93 ± 0,04[b] | 1,21 ± 0,03 | 0,92 ± 0,04[b] |

Vergleich mit Perimenopause: [a] $p \leq 0,01$, [b] $p \leq 0,001$, [c] $p \leq 0,05$.

**Tabelle 2.** Knochendichte (BMC) bei Mädchen und Jungen. (Nach Specker et al. 1987)

| Alter (Monate) | Jungen BMC [g/cm] | Größe [cm] | Gewicht [kg] | Mädchen BMC [g/cm] | Größe [cm] | Gewicht [kg] |
|---|---|---|---|---|---|---|
| 12–35 | 0,161 ± 0,031 | 90,2 ± 6,6 | 12,6 ± 1,7 | 0,167 ± 0,034 | 87,6 ± 6,4 | 12,3 ± 1,7 |
| 36–59 | 0,247 ± 0,043 | 103,9 ± 5,1 | 16,7 ± 2,1 | 0,232 ± 0,047 | 101,1 ± 4,8 | 16,6 ± 2,3 |
| 60–83 | 0,332 ± 0,064[a] | 115,8 ± 5,6 | 20,9 ± 3,0 | 0,282 ± 0,046[a] | 113,5 ± 5,3 | 19,8 ± 2,4 |

[a] $p \leq 0,05$. Meßwete $\bar{x} \pm$ S.E.

Knochenmasse einer Frau halten, ist jedoch nicht nur sexualhormonbedingt. Die Untersuchungen von Specker et al. (1987) haben bei 60–83 Monate alten Jungen und Mädchen bei Vergleichbarkeit von Körpergewicht und Körpergröße eine signifikant höhere Knochendichte bei den präpubertalen Jungen ergeben (Tabelle 2).

Der Verlust des Matrixcollagens ist die Ursache für die postmenopausale Osteoporose; diese stellt somit eine spezifische Entität dar. Eine Wiederherstellung der durch den Matrixabbau verlorengegangenen Knochentextur ist praktisch nicht möglich. Deshalb ist die Prävention der Osteoporose einer der Hauptgründe für die hormonale Substitutionstherapie des Klimakteriums.

## Hormonale Substitution mit Östrogenen und Gestagenen

### Grundsätze einer Substitutionsbehandlung

Etwa 10–20% der Frauen suchen in den Wechseljahren ärztliche Hilfe. Neben einer Beratung wurden 1985 etwa 6% der peri- und postmenopausalen Frauen in der Bundesrepublik mit Östrogenen behandelt. Die Indikation zur Behandlung mit Östrogenen und Gestagenen sollte zunächst das Ausmaß subjektiver Beschwerden berücksichtigen. Dies bedeutet eine frühzeitige Beratung und Intervention bei jeder Art eines Östrogenmangels, unabhängig vom Lebensalter. Unter diesem Gesichtspunkt gewinnt der Verlust der zyklischen Östrogensekretion die Bedeutung einer glandulären Unterfunktion, die zur Vermeidung generalisierter sekundärer Stoffwechselveränderungen durch exogene Hormonzufuhr ausgeglichen werden sollte.

Schon der Gestagenmangel in der Prämenopause stellt eine Indikation zur zyklischen Substitution mit Gestagenen dar. Die hierdurch erreichte Zyklusregulierung beseitigt auch die gehäuften dysfunktionellen Blutungen und Endometriumhyperplasien.

In einem Beobachtungszeitraum von 15 Jahren konnte eine 60%ige Risikoabsenkung östrogentherapierter postmenopausaler Frauen für ischämische kardiovaskuläre Erkrankungen gezeigt werden (Dören u. Schneider 1989). Prospektive Untersuchungen zeigen, daß unter einer Östrogenbehandlung eine Reduktion der Mortalität an koronarer Herzerkrankung um einen Faktor

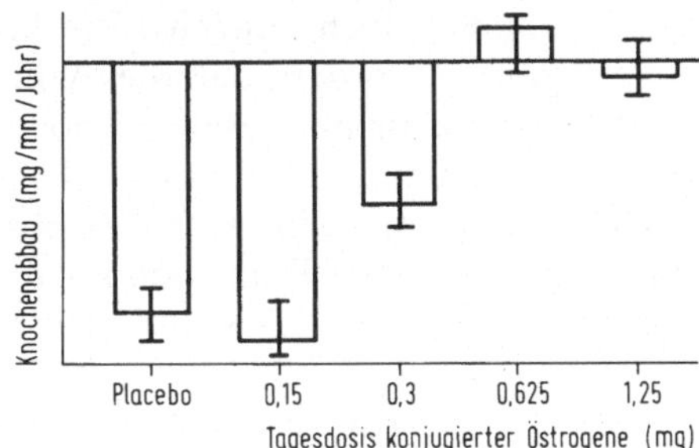


**Abb. 4.** Dosis-Wirkungs-Beziehung der Östrogene am Kortikalisknochen bei postmenopausalen Frauen. (Nach Lindsay et al. 1984)

von 50–60% auftreten kann. Darüber hinaus werden deutlich reduzierte Karzinomrisiken unter Östrogen-Gestagenbehandlung beobachtet, und zwar sowohl hinsichtlich des Endometrium- sowie auch des Ovarialkarzinoms. Auch beim Mammakarzinom wirkt sich die Östrogen-Gestagenmedikation offensichtlich eher protektiv aus (Einzelheiten siehe Hesch et al. 1985). Die orale Einnahme von 0,6 mg konjugierten Östrogenen pro Tag stellt nach den Dosiswirkungsuntersuchungen von Lindsay (1984) (Abb. 4) sowie Genant et al. (1982) eine effektive Prophylaxe der Knochendemineralisation dar. Nach jüngeren Untersuchungen können auch 0,3 mg konjugierte Östrogene in Kombination mit 1500 mg Kalzium pro Tag den gleichen Effekt bewirken (Ettinger et al. 1987). Die vasomotorischen Symptome und der vaginale Östrogenmangel können schon durch wesentlich geringere Tagesdosen erfolgreich behandelt werden. Im prämenopausalen Alter bilateral ovarektomierte Frauen müssen vorrangig substitutiert werden. Bei Frauen mit intaktem Uterus sollte auf jeden Fall eine mindestens 12tägige zyklische Gestagengabe erfolgen. Neuere therapeutische Ansätze weichen von der zyklischen 21tägigen Östrogen- und einer etwa 12tägigen Gestagenphase ab. Eine kontinuierliche Substitution mit einer täglich zu verabreichenden Dosis Östrogen und Gestagen ist besonders unter dem Blickwinkel einer langfristigen Behandlung postmenopausaler Frauen mit intaktem Uterus ein die Praxis immer mehr beherrschender Ansatz zur Vermeidung unerwünschter Blutungen und Endometriumproliferationen. Die generelle Gabe eines Gestagens bei hysterektomierten Frauen wird nicht einheitlich beurteilt, sie soll eine Risikoverminderung für das Mammakarzinom bewirken. Im weiteren soll geklärt werden, inwieweit die zusätzliche Verabfolgung eines Gestagens einer Optimierung der Östrogenwirkung auf die Erhaltung der Spongiosa dient.

## Präventiver Effekt der Östrogene

Die Wirkung der Östrogene auf das Skelett ist sicherlich nicht auf das zunächst untersuchte Östronsulfat oder die equinen Östrogene beschränkt und sicherlich auch nicht auf die orale Verabfolgung oder auch nur auf die Östrogene als solche. Die oben zitierten vorliegenden Untersuchungen zur Dosisabhängigkeit betrafen jedoch zunächst die konjugierten equinen Östrogene. Dabei konnte gezeigt werden, daß die täglich verabfolgte Dosis von 0,625 mg 95% des frühen postmenopausalen Knochenverlustes bei etwa 95% aller Frauen verhindert (Lindsay et al. 1984). Eine langfristige Substitution über mindestens 5–10 Jahre, die in der frühen postmenopausalen Phase einsetzt, kann die Häufung vertebraler Frakturen um etwa 90% und die der Oberschenkelhalsfrakturen um etwa 50% vermindern (Kreiger et al. 1982, Weiss et al. 1980, Hutchinson et al. 1979). Eine Erhöhung dieser Dosis steigert nicht die Wirksamkeit auf den Knochenmineralgehalt (Lindsay et al. 1984).

Orales Östradiol verhindert ebenfalls den Knochenabbau (Stevenson et al. 1983). In Kombination mit Norgestrel wurde von Lindsay ein geringerer Knochenverlust beobachtet, der sich jedoch nicht statistisch bedeutsam von dem alleinigen Östradioleffekt unterschied. Östriol hat bei der Prävention der Osteoporose keine Bedeutung, da Östriol oral als Hemisukzinat auch in Tagesdosen von 8–10 mg ohne jeden Effekt auf den Knochenmineralgehalt war; Dosen von 10–12 mg in Einzelgaben über den Tag verteilt waren erforderlich, um überhaupt einen Östrogeneffekt auf die minerale Homöostase zu erkennen (Lindsay et al. 1979).

Ohne den Wert dieser Ergebnisse im geringsten zu schmälern, werden jedoch gelegentlich bei Patientinnen trotz Östrogenbehandlungen über einen längeren Zeitraum Frakturen beobachtet, ebenso wie eine idiopathische Osteoporose gelegentlich bei prämenopausalen Frauen festgestellt wird. Die Tatsache, daß Östrogene den Knochenmineralverlust verhindern, schließt eine Osteoporose einzelner Frauen nicht völlig aus.

**Tabelle 3.** Gestagene und Knochenstoffwechsel

| Therapeutika | Patienten | Protokoll |
|---|---|---|
| Hydroxyprogesteronderivate<br>Depot-Medroxyprogesteronacetat (DMPA) | Bilaterale Ovarektomie (n = 9) (Lobo et al., 1985) | 150 mg DMPA/3. Monat i.m. für 3 Monate; prospektiv, single blind |
| Gestonoroncapronat (19-Nor-17α-hydroxyprogesteroncapronat) | Postmenopause (n = 7)<br>Bilaterale Ovarektomie (n = 3) (Lindsay et al., 1978) | 200 mg i.m./Monat für 3 Monate + je in 3monatigen Abständen für 1 Jahr; prospektiv, single blind, placebokontrolliert |
| 19-Nor-testosteron-Derivate<br>Norethisteron | Postmenopause (n = 43) (Abdalla et al., 1985) | 5 mg/Tag kontinuierlich für 1 Jahr, prospektiv |
| Lynestrenol | 1) Prä- und Postmenopause (n = 104) (Dequeker et al., 1977) | 5 mg/Tag kontinuierlich für 3–13 Jahre, prospektiv |
| | 2) Prä- und Postmenopause (n = 39) (Dequeker et al., 1982) | 5 mg/Tag kontinuierlich für 4,5 Jahre, prospektiv |

**Tabelle 4.** Effekte von Gestagenen am Knochen

| Therapeutika | Effekt am Knochen |
|---|---|
| Depot-Medroxypro-progesteronacetat | Absenkung der renalen Kalziumexkretion |
| Gestonoroncapronat | Zunahme der Mineralisationsdichte Metacarpale III der nicht dominanten Hand (SPA); +0,1% Jahr, nicht signifikant |
| Norethisteron | Abnahme der Konzentration von Kalzium, Phosphat und alkalischer Phosphatase i.S. – Absenkung der renalen Kalziumexkretion – Zunahme der Mineralisationsdichte: +1,65% pro Jahr (SPA Unterarm) |
| Lynestrenol | Zunahme der kortikalen Fläche von Metacarpale II der nicht dominanten Hand (Röntgenaufnahme) – Zunahme des periostalen und endostalen Durchmessers von Metacarpale II, Verringerung der kortikalen Dicke |

## Unabhängiger Gestageneffekt – Synergismus oder Potenzierung?

In der Tabelle 3 sind die Abkömmlinge des Hydroxyprogesterons oder 19-Nortestosterons aufgezählt, die hinsichtlich ihrer Wirkung auf den Knochenstoffwechsel von den ebenfalls hier angeführten Autoren untersucht wurden. Das Untersuchungsprotokoll ist ebenfalls in dieser Aufstellung skizziert. In der Anschlußtabelle 4 findet sich die Interpretation dieser Daten in bezug auf das jeweils untersuchte Gestagen. Aus dieser Auflistung lassen sich mögliche Wirkungen auf Knochenanbau und -abbau wie folgt darstellen:

- Primär Förderung des Knochenanbaus, sekundär Hemmung des Knochenabbaus.
- Interaktion mit dem Glukokortikoidrezeptor an Osteoblasten (Chen et al. 1977, Yoshioka et al. 1980).
- Prämenopausale Progesteronabnahme: relative Wirkungsverstärkung von Glukokortikoiden am Knochen.
- Erniedrigte Progesteronkonzentration bei „fast bone losers".

Demnach besteht kein Zweifel daran, daß Progestagene einen vom Östradiol unabhängigen Effekt auf die Förderung der Knochenmineralisation und Verhinderung der Knochenresorption haben. Die bereits erwähnte Interaktion mit dem Glukokortikoidrezeptor sowie die Zusammenhänge zwischen auffallend niedrigen peripheren Progesteronspiegeln in der Postmenopause und einer Neigung zum schnelleren Knochenverlust geben Erklärungen für diesen unabhängigen Progesteroneffekt.

In einer prospektiven, kontrollierten Studie haben wir den Effekt der Östrogen-Progestogen-Substitutionen zur Verhinderung der Osteoporose prä- und postmenopausaler Frauen mit Hilfe der quantitativen Computertomographie der Lendenwirbelkörper 2–4 untersucht (Dören et al. 1989). Ein QCT wurde bei über 100 gesunden Frauen vor und unter der präventiven Behandlung mit 2 mg Östradiolvalerat pro Tag kontinuierlich und 5 mg Medroxyprogesteronacetat pro Tag für 12 Tage pro Monat ($E_2V/MPA$) und 2 mg Östradiol mit 1 mg Östriol und 1 mg Norethisteronacetat pro Tag ($E_2/E_1/$ NETA) kontinuierlich verglichen mit postmenopausalen, unbehandelten Kontrollen. Das zyklische Substitutionsschema führte zu einer Mineralisationszunahme von 7,6 ± 12,6%, die kontinuierliche Behandlung von 18,4 ± 14,4%, die Differenz ist signifikant ($p < 0{,}006$). Dieser nach einem Jahr beobachtete Effekt hielt sich auch nach dem zweiten Behandlungsjahr, in dem Knochengehalte von 3,7 ± 14,1 respektive 18,4 ± 19,9% gemessen wurden (Tabelle 5). Ein unterschiedlicher Einfluß der Spezifität des Gestagens bzw. der zyklischen oder kontinuierlichen Verabfolgung auf die peripheren Östradiospiegel war nicht zu beobachten. Eine wesentlich gesteigerte Knochenwirksamkeit ist durch Erhöhung der schwellenwirksamen Östrogendosis ohnehin nicht zu erwarten. Deshalb muß aus diesen Beobachtungen geschlossen wer-

**Tabelle 5.** Ergebnisse einer zweijährigen prospektiven Studie über die Knochendichte postmenopausaler Frauen unter zyklischer ($E_2V/MPA$) und kontinuierlicher ($E_2/E_1/NETA$) Östrogen-Gestagen-Substitution

| | Kontrollen | Postmenopause Behandlung | |
|---|---|---|---|
| | | $E_2V/MPA$ | $E_2/E_1/NETA$ |
| | (n = 22) | (n = 37) | (n = 32) |
| Alter (Jahre) | 53 ± 5 | 53 ± 5 | 54 ± 5 |
| Gewicht (kg) | 69 ± 11 | 63 ± 7 | 61 ± 6 |
| Serum Östradiol (pmol/l) | 63 ± 46 | 60 ± 39 | 55 ± 34 |
| – nach 1 Jahr | 68 ± 32 | 294 ± 178 | 256 ± 112 |
| – nach 2 Jahren | 61 ± 28 | 277 ± 192 | 288 ± 176 |
| Kalzium/Kreatinin (mmol/mmol) | 0,41 ± 0,2 | 0,44 ± 0,1 | 0,47 ± 0,27 |
| – nach 1 Jahr | 0,39 ± 0,19 | 0,36 ± 0,2[b] | 0,37 ± 0,21[b] |
| – nach 2 Jahren | 0,4 ± 0,24 | 0,38 ± 0,18[b] | 0,39 ± 0,17[b] |
| *Vertebraler BMC* (mg $K_2HPO_4/cm^3$ $H_2O$) | 95 ± 22 | 91 ± 26 | 94 ± 33 |
| – nach 1 Jahr | 92 ± 19 | 95 ± 24 | 105 ± 28 |
| – nach 2 Jahren | | 82 ± 23 (n = 14) | 122 ± 37 (n = 8) |
| Veränderung gegenüber Ausgangswert (%) – 1. Jahr | −1,7 ± 12,5 | +6,3 ± 11,7[a] | +17,8 ± 13,5[a] |
| – 2. Jahr | | +3,7 ± 14,1[a] | +18,4 ± 19,9[a] |

[a] p = 0,0001, [b] p = 0,01.

den, daß die Progestagene einen unabhängigen synergistischen Effekt auf den Knochenstoffwechsel ausüben, ohne das gleichzeitig mitverabfolgte Östrogen zu potenzieren. Die kontinuierliche Gestagengabe erzielt deshalb den ausgeprägten Effekt auf die Knochenmodellierung.

## Ausblick

Eine Expertenkommission der Deutschen Gesellschaft für Endokrinologie hat 1988 im Deutschen Ärzteblatt zur Östrogen-Gestagen-Substitution Stellung genommen. Dabei wurde eine Verwendung von konjugierten Östrogenen, 0,6 mg pro Tag, von Östradiolvalerat, 2 mg pro Tag, und von mikronisiertem Östradiol-17 β, 2 mg pro Tag, in zyklusgerechter Kombination mit einem Gestagen empfohlen. Ob Verzicht auf Gestagene Vor- und/oder Nachteile bringt, sei noch nicht bewertbar. Unsere metabolischen Untersuchungen am Knochen belegen deutlich den langfristigen Vorteil einer Östrogen-Gestagen-Kombination über den karzinomprotektiven Effekt hinaus.

## Literatur

Albright F, Boomberg E, Smith PH (1940) Post-menopausal osteoporosis. Trans Assoc Am Physicians 55:298

Chen TL, Aronow L, Feldman D (1977) Glucocorticoid receptors and inhibition of bone cell growth in primary culture. J Endocrinol 100:619–628

Dören M, Schneider HPG (1989) Das Klimakterium. In: Hesch RD (Hrsg) Innere Medizin der Gegenwart. Urban und Schwarzenberg, München Wien Baltimore (im Druck)

Dören M, Montag M, Schneider HPG (1989) Comparison of preventive effects of two estrogen-progesteron replacement therapies on lumbar spine density by quantitative computed tomography in pre- and postmenopausal women. Gynecol Endocrinol 3 [Suppl 1]:167

Drinkwater BL, Nilson K, Chesnut CH, Brenner WJ, Shainholtz S, Southworth MD (1984) Bone mineral content of amenorrheic and eumenorrheic athletes. N Engl J Med 311:277

Eriksen EF, Colvard DS, Berg NJ, Graham ML, Mann KG, Spelsberg TC, Riggs BL (1988) Evidence of estrogen receptors in normal human osteoblast-like cells. Science 241:84–86

Ettinger B, Genant HK, Cann CE (1987) Postmenopausal bone loss is prevented by treatment with low-dosage estrogen with calcium. Ann Intern Med 106:40–45

Genant HK, Cann CE, Ettinger B, Gordan GS (1982) Quantitative computed tomography of vertebral spongiosa: a sensitive method for detecting early bone loss after ovarectomy. Ann Intern Med 97:699–705

Hesch RD, Völker W, Schneider HPG (1985) Prävention der Osteoporose. Dtsch Ärztebl 82:3–20

Hutchinson TA, Polansky JM, Feinstein AR (1979) Postmenopausal estrogens protect against fracture of hip and distal radius. Lancet II:705–709

Kanders B, Lindsay R, Dempster D et al. (1984) Determinants of bone mass in young healthy women. In: Osteoporosis. Proceedings of the Int. Symposium on Osteoporosis, Copenhagen. Stiftsbogtrykkeri, Aalborg

Kreiger N, Kelsey JL, Holford TR (1982) An epidemiological study of hip fracture in postmenopausal women. Am J Epidemiol 116:141–148

Kruse HP, Kuhlencordt F (1984) Grundzüge der Osteologie. Springer, Berlin Heidelberg New York Tokyo

Leidig G, Minne HU, Ziegler R (1989) Persönliche Mitteilung

Lindsay R, Hart DM, McLean A, Garwood J, Clark AC, Kraszewski A (1979) Bone loss during oestriol therapy in postmenopausal women. Maturitas 1:279–285
Lindsay R, Hart DM, Clark DM (1984) The minimum effective dose of estrogen for prevention of postmenopausal bone loss. Obstet Gynecol 63:759–763
Lindsay R (1987) Estrogen therapy in the prevention and management of osteoporosis. Am J Obstet Gynecol 156:1347–1351
Matkovic V, Kostial K, Simonovic I, Buzina R, Brodatec A, Nordin BEC (1979) Bone status and fracture rates in two regions of Yugoslawia. Am J Clin Nutr 32:540
Mazess RB (1982) On aging bone loss. Clin Orthop 165:239–252
Melton LJ, Riggs BL (1983) Epidemiology of age related fractures. In: Avioli LV (ed) The osteoporotic syndrome. Grune & Stratton, New York
Nordin BEC, Peacock M, Aaron J et al. (1980) Osteoporosis and osteomalacia. In: Clinics in endocrinology and metabolism. Saunders, London Philadelphia Toronto, pp 117–205
Östrogen/Gestagen-Substitution während und nach den Wechseljahren (1988) Stellungnahme der Deutschen Gesellschaft für Endokrinologie. Dtsch Ärztebl 85:1927–1930
Richelson LS, Wahner HW, Melton III LJ, Riggs BL (1984) Relative contributions of aging and estrogen deficiency to postmenopausal bone loss. N Engl J Med 311:1273–1275
Specker BL, Brazerol W, Tsang RC, Levin R, Searcy J, Steichen J (1987) Bone mineral content in children 1 to 16 years of age. AJDC 141:343–344
Stevenson JC, Abeyasekera G, Hillyard CJ (1983) Regulation of calcium-regulating hormones by exogenous sex steroids in early postmenopause. Eur J Clin Invest 13:481–487
Warren MP, Brooks-Gunn J, Hamilton LH, Fiske Warren L, Hamilton WG (1986) Scoliosis and fractures in young ballet dancers. N Engl J Med 314:1348–1353
Weiss NS, Ure CL, Ballard JH (1980) Decreased risk of fractures of the hip and lower forearm with postmenopausal use of estrogen. N Engl J Med 303:1195–1198
Yoshioka T, Sato B, Matsumoto K, Ono K (1980) Steroid receptors in osteoblasts. Clin Orthop 148:297–303